浙江省普通高校"十三五"新形态教材

YIXUE WULI
SHIYAN

医学物理实验

李敏　应航　/ 主编

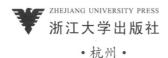

ZHEJIANG UNIVERSITY PRESS
浙江大学出版社
·杭州·

图书在版编目（CIP）数据

医学物理实验 / 李敏，应航主编．－－杭州：浙江
大学出版社，2022.7
ISBN 978-7-308-22265-5

Ⅰ.①医… Ⅱ.①李… ②应… Ⅲ.①医用物理学－
实验－医学院校－教材 Ⅳ.①R312－33

中国版本图书馆CIP数据核字(2022)第010654号

YIXUE WULI SHIYAN

医学物理实验

李　敏　应　航　主编

责任编辑　秦　瑕
责任校对　王元新
封面设计　春天书装
出版发行　浙江大学出版社
　　　　　（杭州市天目山路148号　　邮政编码　310007）
　　　　　（网址:http://www.zjupress.com）
排　　版　杭州林智广告有限公司
印　　刷　杭州宏雅印刷有限公司
开　　本　787mm×1092mm　1/16
印　　张　10.75
字　　数　211千
版 印 次　2022年7月第1版　2022年7月第1次印刷
书　　号　ISBN 978-7-308-22265-5
定　　价　32.00元

编委会

主　编

 李　　敏（浙江中医药大学）

 应　　航（浙江中医药大学）

副主编

 周文芳（杭州医学院）

 李朝阳（杭州师范大学）

 黄　　鹏（浙江中医药大学）

 黄清明（上海健康医学院）

编委（按姓氏音序排序）

 毕鑫涛（杭州医学院）

 阮芳芳（杭州医学院）

 沈启斌（杭州医学院）

前 言

物理学研究物质的基本性质、最一般的运动规律，以及物质的基本机构和基本相互作用等。医学物理学是将物理学的理论与技术应用于医学领域的一门学科。医学物理学实验则是将该应用落实到具体的实验中来，通过实验方案的设计与实现，充分体现医、工结合，将医学的需求与物理原理和技术有机融合在一起，让学生能够在医学物理学实验中体验新知识、新技术、新方法，把握科技走向。系统的实验技能和创新意识的训练也是培养高素质的研究型、应用型人才的基本要求。

本教材的编写特色有两点：第一，增加了新颖的、与医学紧密结合的物理实验，以及一些常用的医疗仪器的相关实验及医学图像处理技术相关实验，为学生提供医、工结合案例，也为培养"新医科"创新型人才提供基础学科知识和技能；第二，本教材为提高学生效率，利用二维码提供了实验报告。

本教材可供高等医学院校的医学信息工程、临床医学、儿科、口腔、预防医学、中医学、中医骨伤学、医学实验技术等专业使用。

本教材由李敏、应航担任主编，由周文芳、李朝阳、黄鹏、黄清明担任副主编，沈启斌、阮芳芳、毕鑫涛参加编写。感谢参加编写的老师，感谢为实验方案提供意见的工程师和同学们。最后恳切希望读者们能给予批评指正。

目　录

实验一　金属材料杨氏模量的测定

杨氏模量是工程材料的一个重要物理参数，它反映材料抵抗弹性形变的能力的大小。本实验根据胡克定律来测定杨氏模量。实验中利用光杠杆放大原理测量金属丝的微小伸长量，并用不同准确度的测长仪器测量不同的长度量；在数据处理中运用了两种基本而常用的方法——逐差法和作图法。

[实验目的]

（1）掌握不同长度测量器具的选择和使用，掌握光杠杆测微方法和调节方法。

（2）掌握用拉伸法测定金属丝的杨氏模量的方法。

（3）学习误差分析，掌握误差均分原理，学习数据处理及测量最终结果的表述，掌握用作图法、逐差法处理数据。

[实验仪器与器材]

杨氏模量仪，光杠杆，读数望远镜，螺旋测微计，卷尺，标尺，钢丝，大砝码一套（每个砝码质量为1.0kg）。

[实验原理]

在外力作用下，固体材料所发生的形状变化称为形变。形变分为弹性形变和范性形变。加在物体上的外力停止作用后，物体能完全恢复原状的形变称之为弹性形变；加在物体上的外力停止作用后，物体不能完全恢复原状的形变称之为范性形变。

在许多种不同的形变中，伸长（或缩短）形变是最简单、最普遍的形变之一。本实验是针对连续、均匀、各向同性的材料做成的丝，进行拉伸试验。设细丝的原长为 L，横截面积为 S，两端受拉力（或压力）F 后，物体伸长（或缩短）ΔL。单

位长度的伸长量 $\Delta L/L$ 称为应变，单位横截面积所承受的力 F/S 称为应力。根据胡克定律，在弹性限度内，应力与应变成正比关系，即

$$\frac{F}{S} = E\frac{\Delta L}{L} \tag{1-1}$$

式中，比例系数 E 称为杨氏弹性模量，简称杨氏模量。实验证明，杨氏模量与外力 F、物体的长度 L 和截面积 S 的大小无关，只取决于物体的材料。杨氏模量是表征固体材料性质的一个重要物理量，是选定机械构件材料的依据之一。

由式（1-1）得

$$E = \frac{FL}{S \cdot \Delta L} \tag{1-2}$$

在国际单位制（SI）中，E 的单位为 $\text{N} \cdot \text{m}^{-2}$（或 Pa）。实验中只要测出 F、L、S 和 ΔL，就能算出细丝的杨氏模量。通常 ΔL 量值很小，直接测量很难得出准确数值，故实验中，要用光杠杆将 ΔL 放大，以便于测量。几种常用材料的杨氏弹性模量 E 值见表1-1。

表1-1　几种常用材料的杨氏模量

材料名称	E（$\times 10^{11}$Pa）
钢	2.0
铸铁	1.15~1.60
铜及其合金	1.0
铝及硬铝	0.7

应当指出，表1-1只适用于材料弹性形变的情况，如果超出弹性限度，应变与应力的关系将是非线性的，图1-1表示合金钢和硬铝等材料的应力-应变曲线。

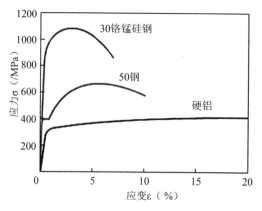

图1-1　合金钢和硬铝等材料的应力-应变曲线

　　杨氏模量仪如图1-2所示。在一较重的三脚底座上固定有两根立柱，在两立柱上装有可沿立柱上、下移动的横梁和平台，被测金属丝的上端夹紧在横梁夹子中，下端夹紧在夹子中，夹子能在平台的圆孔内上下自由运动。其下面有砝码托，用以放置拉伸金属丝的砝码，当砝码托上增加或减少砝码时，金属丝将伸长或缩短 ΔL，夹子也跟着下降或上升 ΔL，光杠杆放在平台上，如图1-3所示。

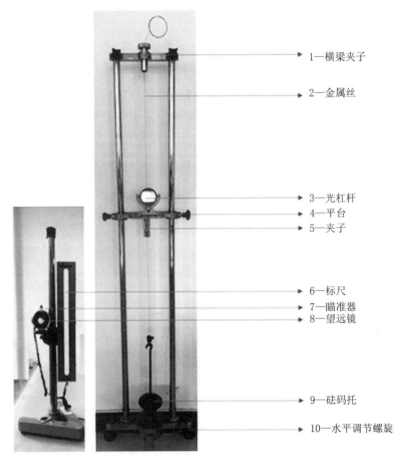

图1-2　杨氏模量仪和光杠杆

　　光杠杆是利用放大法测量微小长度变化的常用仪器，有很高的灵敏度。结构如图1-4所示，平面镜垂直装置在 T 形架上，T 形架由构成等腰三角形的三个足尖 A、B、C 支撑，A 足到 B、C 两足之间的垂直距离 K 可以调节，如图1-4所示。测量时光杠杆的放置如图1-3所示，将两前足 B、C 放在固定平台前沿槽内，后足尖 A 搁在夹子上，用图1-2左边的望远镜及标尺测量平面镜的角偏移就能求出金属丝的伸长量。其原理如图1-5所示。金属丝没有伸长时，平面镜垂直于平台，其法线为水平直线，望远镜水平地对准平面镜，从标尺 r_0 处发出的光线经平面镜反射进入望远

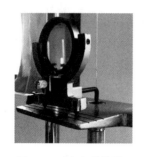

图1-3　光杠杆的放置

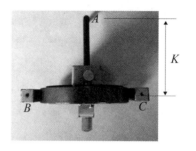

图1-4　光杠杆T形架

镜中，并与望远镜中的叉丝横线对准。当砝码托上加码后，金属丝受力而伸长ΔL，夹子跟着向下移动ΔL，光杠杆足尖A也跟着向下移动ΔL。这样，平面镜将以BC为轴，K为半径转过一个角度α，镜面的法线也由水平位置转过α角。由光的反射定律可知，这时从标尺r_1处发出的光线（与水平线夹角为2α）经平面镜反射进入望远镜中，并与叉丝横线对准，望远镜中两次读数之差$l=|r_1-r_0|$，可得：

$$\tan\alpha=\frac{\Delta L}{K}, \qquad\qquad \tan2\alpha=\frac{l}{D}$$

D为标尺与平面镜之间的距离。实际测量过程中，α很小，所以

$$\alpha=\frac{\Delta L}{K} \qquad\qquad 2\alpha=\frac{l}{D}$$

消去α，得

$$\Delta L=\frac{Kl}{2D} \qquad\qquad (1-3)$$

这样，通过平面镜的旋转和反射光线的变化就把微小位移ΔL转化为容易观测的大位移l，这与机械杠杆类似，所以把这种装置称为光杠杆。

将式（1-3）代入式（1-2），并利用$S=\pi\rho^2/4$得

$$E=\frac{2DFL}{SKl}=\frac{8DFL}{\pi\rho^2Kl} \qquad\qquad (1-4)$$

本实验就是根据式（1-4）求出钢丝的杨氏模量E。式（1-4）即为利用光杠杆原理测定杨氏模量的关系式。

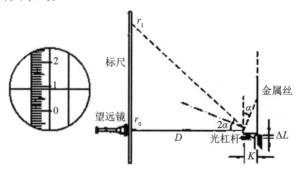

图1-5　微小形变量测量原理

读数望远镜及标尺装置如图1-6所示。望远镜主要由物镜、内调焦透镜、目镜和叉丝组成。物镜将物体发出的光线会聚成像，叉丝用作读数的标准，目镜用来观察像和叉丝，并对像和叉丝起放大作用。调节螺旋，改变目镜与叉丝之间的距离，可使叉丝成像清晰。调节安装在望远镜筒侧面的螺旋，改变内调焦透镜与物镜之间的距离，可使标尺成像清晰。

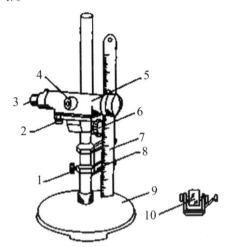

1—标尺支架锁紧旋钮	6—望远镜锁紧手柄
2—仰角微调螺钉	7—毫米钢直尺
3—目镜旋钮	8—毫米尺支架
4—内调焦手轮	9—底座
5—望远镜	10—光杠杆反射镜

图1-6　读数望远镜结构及标尺

[实验内容]

（1）把光杠杆放在纸上，使刀片 BC 和足尖 A 在纸上压出印痕，用细铅笔作 A 到 BC 的垂线，用卷尺量出 A 到 BC 的距离 K。

（2）观察杨氏模量仪平台上所附的水准仪，仔细调节杨氏模量仪底座上的水平调节螺旋6，使平台处于水平状态（即令水准仪上的气泡处于正中央），以免夹子2在下降（或上升）时与外框发生摩擦，保证砝码的重力完全用来拉伸钢丝。然后在砝码托上加1.0kg砝码，将钢丝拉直（此重量不计在外力 F 内，认为 $F=0$），用卷尺测出横梁夹子1上的紧固螺钉的下边缘与夹子2的上表面之间的钢丝长度，这就是钢丝的原长度 L；再用螺旋测微计在钢丝的不同部位、不同方向测量5次直径 d，求其平均值和截面积 S。

（3）把光杠杆放在平台上，转动平面镜，用目测初调节，使镜面与平台垂直。

（4）移动望远镜，使标尺与光杠杆平面镜之间的距离约为110cm。

（5）调节望远镜，使其光轴成水平状态，并使镜筒与平面镜等高。然后仔细调节望远镜和平面镜的方向，使得标尺经过平面镜反射后的像刚好处于望远镜的视场中。这一点初学者不易做到，下面介绍一种简便易行的调节方法：可令眼在望远镜目镜附近，不经过望远镜而直接观察平面镜，如果在平面镜内看不到标尺的像，可稍微转动一下平面镜，使镜面法线严格成水平状态，若仍观察不到，可将望远镜镜架左右稍微移动一下，总之应先用肉眼看到标尺的像，然后通过望远镜观察，一般均能看到标尺的像。此时像可能不太清晰，无法读数，可调节望远镜筒上的螺旋 B，待标尺上的刻度和数字均很清晰后再调节螺旋 A，使叉丝的像也很清晰，这时标尺的像可能又较模糊了，应反复仔细地调节螺旋 A、B，使标尺和叉丝的像同时清晰。

（6）为了保证标尺的像被平面镜水平地反射到望远镜中，应调整望远镜下面的螺旋以调节望远镜筒的倾角，使镜筒处于水平状态。必要时还应稍微转动一下小平面镜，使落在横叉丝上的标尺像的刻度 r_0，大体等于望远镜镜筒处的标尺刻度。

（7）为了消除弹性形变的滞后效应给测量带来的影响，故取相同荷重下增重和减重时两标尺读数，并取它们的平均值。为了拉直钢丝，先在砝码盘上放 1～2kg 砝码，然后逐渐增加砝码托上的砝码（加减砝码时应轻放轻取），每次增加 1kg，共加 8 次，记下望远镜中横叉丝处标尺像的刻度数 r_0，r_1，…，r_7，共是 8 个读数；然后每次减去 1kg 砝码，记下对应的刻度数 r_7'，r_6'，…，r_0'，求出两组对应读数的平均值 $\bar{r}_0$，$\bar{r}_1$，…，$\bar{r}_7$，共得 8 个数据。

（8）为了充分利用实验数据，减小偶然误差，在函数为线性的情况下，做等间隔测量，得一测量次数为偶数的测量列，为使每个测量值都起作用，将它们前后分成两组，得 $\bar{r}_0$、$\bar{r}_1$、$\bar{r}_2$、$\bar{r}_3$ 为一组，$\bar{r}_4$、$\bar{r}_5$、$\bar{r}_6$、$\bar{r}_7$ 为一组，求出 $l_0=\bar{r}_4-\bar{r}_0$，$l_1=\bar{r}_5-\bar{r}_1$，$l_2=\bar{r}_6-\bar{r}_2$，$l_3=\bar{r}_7-\bar{r}_3$ 它们是拉力变化 $\Delta F=4\times1=4$kg 时相应的标尺读数之差，求出它们的平均值。这种分组相减的方法叫作逐差法，在数据处理中被广泛应用。

（9）用卷尺测出平面镜与标尺之间的距离 D，测量时应注意使卷尺保持伸直水平状态。

[数据记录与处理]

（1）用逐差法处理荷重钢丝伸长变化的数据（表1-2）。

表1-2　数据记录与处理（一）

次数	荷重砝码质量（kg）	标尺读数 r（cm）			荷重砝码相差4kg时的读数差 l（cm）	l 的绝对误差 Δl（cm）
		F 增加时	F 减小时	平均值 $\bar{r}_n = \dfrac{r_n + r_n^{'}}{2}$		
0	1	$r_0 =$	$r_0^{'} =$	$\bar{r}_0 =$	$l_0 = \bar{r}_4 - \bar{r}_0 =$	$\Delta l_0 =$
1	2	$r_1 =$	$r_1^{'} =$	$\bar{r}_1 =$	$l_1 = \bar{r}_5 - \bar{r}_1 =$	$\Delta l_1 =$
2	3	$r_2 =$	$r_2^{'} =$	$\bar{r}_2 =$	$l_2 = \bar{r}_6 - \bar{r}_2 =$	$\Delta l_2 =$
3	4	$r_3 =$	$r_3^{'} =$	$\bar{r}_3 =$	$l_3 = \bar{r}_7 - \bar{r}_3 =$	$\Delta l_3 =$
4	5	$r_4 =$	$r_4^{'} =$	$\bar{r}_4 =$	$\bar{l} =$	$\Delta \bar{l} =$
5	6	$r_5 =$	$r_5^{'} =$	$\bar{r}_5 =$	$\dfrac{l_0 + l_1 + l_2 + l_3}{4}$	
6	7	$r_6 =$	$r_6^{'} =$	$\bar{r}_6 =$		
7	8	$r_7 =$	$r_7^{'} =$	$\bar{r}_7 =$		

（2）对 D，K，L，ρ 的测量进行数据处理，计算它们的平均值、平均绝对误差（表1-3）。

表1-3　数据记录与处理（二）

次数	D（cm）	$\Delta D = \lvert D_n - \bar{D} \rvert$	K（cm）	$\Delta K = \lvert K_n - \bar{K} \rvert$	L（cm）	$\Delta L = \lvert L_n - \bar{L} \rvert$	ρ（mm）	$\Delta \rho = \lvert \rho_n - \bar{\rho} \rvert$
1								
2								
3								
4								
5								
平均值								

（3）将上面所得各量的平均值代入式（1-4），求出杨氏弹性模量的平均值（$g = 9.79 \text{m/s}^2$）。

（4）试从式（1-4）中导出 E 的最大相对误差公式

$$\frac{\Delta E}{E} = \frac{\Delta L}{L} + \frac{\Delta D}{D} + \frac{\Delta K}{K} + 2\frac{\Delta \rho}{\rho} + \frac{\Delta l}{l} \qquad (1\text{-}5)$$

将各长度量的平均偏差值与各量具的仪器误差值比较后，代入式（1-5），计算

$\dfrac{\Delta E}{E}$ 值，写出各项大小并比较之，算出误差限，令 $U = \Delta E$。

（5）写出测量结果表达式

$$E = (\bar{E} \pm \Delta E) \tag{1-6}$$

（6）用作图法处理数据

将式（1-4）中的 l 改写为 $\bar{l}_i (i = 0, 1, \cdots, 7)$，它相应于荷重为 F_i 时标尺的平均读数，则式（1-4）式变为

$$\bar{l}_i = \frac{8DL}{\pi \rho^2 KE} F_i = kF_i \tag{1-7}$$

其中，$k = \dfrac{8DL}{\pi \rho^2 KE}$，$k$ 为一常量。

若以 $\bar{l}_i$ 为纵坐标 F_i 为横坐标作图，在弹性限度内为一直线，其斜率即为 k，作图法求得的曲线具有平均的意义，所以从图中可得出平均斜率 $\bar{k}$，即

$$\bar{k} = \frac{\Delta \bar{l}_i}{\Delta F_i} \tag{1-8}$$

将 $\bar{k}$ 代入式（1-7），即可算出杨氏弹性模量的平均值。

[思考讨论]

（1）如何考虑减少和消除本实验的系统误差？

（2）选用不同量具测量不同长度量的根据是什么？分别指出它们仪器误差的值。

（3）试导出杠杆测微小长度变化的公式。

（4）什么叫逐差法处理数据？它的优越性何在？使用逐差法处理数据其函数条件是什么？

（5）如果按每增减 1kg 砝码求其相应读数差 $l_n = \bar{r}_{n+1} - \bar{r}_n$ 的平均值 $\bar{l}$，这实际上只利用了 r_0 和 r_7 两个数据，为什么？与逐差法相比，有何不同？

（6）从误差分析角度来定量说明：为什么用不同量度仪器来测量不同长度？定量比较直接测量的量的相对误差大小，并指出哪些量更需仔细测量。

（7）试确定实验中光杠杆的放大倍数。

实验二　转动惯量的测定

第一部分　扭摆法测定物体的转动惯量

转动惯量是物体转动时惯性大小的量度，是表明物体特性的一个物理量。物体转动惯量与转轴位置、物体质量大小和质量分布有关。转动惯量的测定，在机电制造、航空、航天、航海、军工等工程技术和科学研究中是非常重要的。如果物体形状简单，且质量分布均匀，可以直接计算出它绕特定转轴的转动惯量。对于形状复杂，质量分布不均匀的物体，计算将极为复杂，通常采用实验方法来测定。

测定转动惯量常采用扭摆法或恒力矩转动法，本实验使物体做扭转摆动，由摆动周期及其他参数的测定计算出物体的转动惯量。

[实验目的]

（1）用扭摆测定几种不同形状物体的转动惯量和弹簧的扭转常数，并与理论值进行比较。

（2）验证转动惯量平行轴定理。

[实验仪器与器材]

扭摆，空心金属圆筒，实心塑料圆柱体，木球，金属细杆，金属滑块，转动惯量测试仪（通用计数器）。

[实验原理]

扭摆的结构图如图2-1所示，在垂直轴A上装有一个薄片状的螺旋弹簧C，用以产生恢复力矩。在轴的上方可以装上各种待测物体。垂直轴与底座D间装有轴承，以降低摩擦力矩。B为水平仪（水准泡），通过调节平衡螺母E来调整系统平衡。

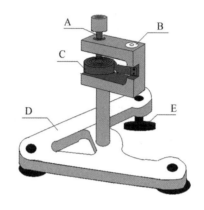

A:垂直轴;B:水平仪;C:螺旋弹簧;D底座;E:平衡
图2-1　扭摆结构图

将物体在水平面内转过一角度θ后，在弹簧的恢复力矩作用下物体就开始绕垂直轴做往返扭转运动。根据胡克定律，弹簧受扭转而产生的恢复力矩M与所转过的角度θ成正比，即：

$$M = -K\theta \tag{2-1}$$

式中，K为弹簧的扭转常数。

根据转动定律：

$$M = I\beta$$

式中，I为物体绕转轴的转动惯量，β为角加速度，可得：

$$\beta = \frac{M}{I} \tag{2-2}$$

令 $\omega^2 = \dfrac{K}{I}$，忽略轴承的摩擦阻力矩，由式（2-1）、式（2-2）得：

$$\beta = \frac{\mathrm{d}^2\theta}{\mathrm{d}t^2} = -\frac{K}{I}\theta = -\omega^2\theta \tag{2-3}$$

上述方程表示扭摆运动具有角简谐振动的特性，角加速度与角位移成正比，且方向相反。此方程的解为：

$$\theta = A\cos(\omega t + \varphi) \tag{2-4}$$

式中，A 为简谐振动的角振幅，φ 为初相位角，ω 为角速度，此简谐振动的周期为：

$$T = \frac{2\pi}{\omega} = 2\pi\sqrt{\frac{I}{K}} \qquad (2\text{-}5)$$

由式（2-5）可知，只要实验测得物体做扭摆运动的摆动周期，并在 I 和 K 中任何一个量已知时即可计算出另一个量。

本实验中需要用金属载物盘和形状规则的圆柱先测出 K 的值。设金属载物盘的转动惯量为 I_0，摆动周期为 T_0，圆柱的质量和直径分别为 m_1 和 D_1，圆柱的转动惯量的理论值为 $I'_1 = \frac{1}{8}m_1 D_1^2$。将圆柱放在金属载物盘上，则总的转动惯量为 $I_0 + I_1$，摆动周期变为 T_1。则

$$T_0 = 2\pi\sqrt{\frac{I_0}{K}} \qquad (2\text{-}6)$$

$$T_1 = 2\pi\sqrt{\frac{I_0 + I'_1}{K}} \qquad (2\text{-}7)$$

由式（2-6）和式（2-7）解得

$$K = 4\pi^2\frac{I'_1}{T_1^2 - T_0^2} = \frac{\pi^2}{2}\frac{m_1 D_1^2}{T_1^2 - T_0^2} \qquad (2\text{-}8)$$

得到弹簧的扭转常数 K 值后，若要测定其他形状物体的转动惯量，只需将待测物体安放在本仪器顶部的各种夹具上，测定其摆动周期，由式（2-5）即可算出该物体绕转动轴的转动惯量。

理论分析证明，若质量为 m 的物体绕通过质心轴的转动惯量为 I_0，当转轴平行移动距离 x 时，则此物体对新轴线的转动惯量变为 $I_0 + mx^2$。这称为转动惯量的平行轴定理。

[实验内容]

（1）用游标卡尺和卷尺分别测出实心塑料圆柱的外径 D_1、空心金属圆筒的内径 $D_{内}$ 和外径 $D_{外}$、木球直径 D_3、金属细杆长度 L；用天平或数字式电子秤测出塑料圆柱体质量 m_1、金属圆筒质量 m_2、木球质量 m_3、金属细杆质量 m_4 以及单个滑块质量 m_5（各测量3次求平均值）。

（2）按式（2-8）算出弹簧的扭转常数 K 值。

（3）调整扭摆的平衡螺母 E，使水平仪的气泡位于中心。

（4）在扭摆转轴 A 上装上转动惯量为 I_0 的金属载物圆盘，调整光电传感器的位置使载物圆盘上的挡光杆处于其开口中央且能遮挡激光信号，并能自由往返地通过

光电门。测量10个摆动周期所需要的时间$10T_0$。

（5）将实心塑料圆柱体放在金属载物圆盘上，总的转动惯量为I_0+I_1。测量10个摆动周期所需要的时间$10T_1$。按式（2-8）算出弹簧的扭转常数K值。在SI制中K的单位为$kg \cdot m^2 \cdot s^{-2}$（或$N \cdot m$）。

（6）取下实心塑料圆柱体，装上空心金属圆筒，测量10个摆动周期需要的时间$10T_2$。

（7）取下金属载物圆盘，装上木球，测量10个摆动周期需要的时间$10T_3$。（在计算木球的转动惯量时，应扣除支座的转动惯量$I_{支座}$）

（8）取下木球，装上金属细杆，使金属细杆中央的凹槽对准夹具上的固定螺丝，并保持水平。测量10个摆动周期需要的时间$10T_4$。（在计算金属细杆的转动惯量时，应扣除夹具的转动惯量$I_{夹具}$）

（9）验证转动惯量平行轴定理。将金属滑块对称放置在金属细杆两边的凹槽内，此时滑块质心与转轴的距离x分别为5.00cm、10.00cm、15.00cm、20.00cm、25.00cm。测量对应于不同距离时的5个摆动周期所需要的时间$5T_5$。验证转动惯量平行轴定理。同理，在计算转动惯量时，应扣除夹具的转动惯量$I_{夹具}$。

[数据记录与处理]

（1）弹簧扭转常数K和各物体转动惯量I的确定，数据记录见表2-1，弹簧扭转常数$K = \dfrac{\pi^2}{2} \dfrac{m_1 D_1^2}{T_1^2 - T_0^2} =$ _____。

表2-1 转动惯量数据记录表

物体名称	质量（kg）	几何尺寸（×10^{-2}m）		周期（s）		转动惯量理论值I'（×10^{-4}kg·m²）	$I_{实验值}$（×10^{-4}kg·m²）	相对误差
金属载物盘				T_0			$I_0 = \dfrac{I_1' T_0^2}{T_1^2 - T_0^2} =$	
				$\bar{T}_0$				
塑料圆柱		D_1		T_1		$I_1' = \dfrac{1}{8} m_1 D_1^2 =$	$I_1 = \dfrac{KT_1^2}{4\pi^2} - I_0 =$	
		$\bar{D}_1$		$\bar{T}_1$				

物体名称	质量(kg)	几何尺寸(×10⁻²m)	周期(s)	转动惯量理论值 I' (×10⁻⁴kg·m²)	I实验值 (×10⁻⁴kg·m²)	相对误差
金属圆筒		$D_外$ / $\bar{D}_外$ / $D_内$ / $\bar{D}_内$	T_2 / $\bar{T}_2$	$I'_2 = \dfrac{1}{8} m_2 (D_外^2 + D_内^2)$ =	$I_2 = \dfrac{K T_2^2}{4\pi^2} - I_0 =$	
木球		D_3 / $\bar{D}_3$	T_3 / $\bar{T}_3$	$I'_3 = \dfrac{1}{10} m_3 D_直^2 =$	$I_3 = \dfrac{K}{4\pi^2} T_3^2 - I_支座 =$	
金属细杆		L / $\bar{L}$	T_4 / $\bar{T}_4$	$I'_4 = \dfrac{1}{12} m_4 L^2 =$	$I_4 = \dfrac{K}{4\pi^2 T_4^2} - I_夹具 =$	

注：球支座转动惯量实验值 $I_支座 = 0.187 \times 10^{-4}\,\text{kg} \cdot \text{m}^2$

细杆夹具转动惯量实验值 $I_夹具 = 0.321 \times 10^{-4}\,\text{kg} \cdot \text{m}^2$

（2）转动惯量平行轴定理的验证，数据记录见表2-2。

滑块质量 $m_5 =$ _____。

表2-2　金属细杆上加对称滑块转动惯量数据记录

项目	滑块质心与转轴的距离（cm）				
	5.00	10.00	15.00	20.00	25.00
摆动周期 T_5（s）					
$\bar{T}_5$（s）					
实验值（10⁻⁴ kg·m²）$I_5 = \dfrac{K}{4\pi^2} T_5^2$					
理论值（10⁻⁴ kg·m²）$I'_5 = I_4 + 2mx^2 + I_夹具$					

续表

项目	滑块质心与转轴的距离（cm）				
	5.00	10.00	15.00	20.00	25.00
相对误差					

[思考讨论]

（1）由于弹簧的扭转常数 K 值不是固定常数，它与摆动角度略有关系。为了降低实验时由于摆动角度变化过大带来的系统误差，应注意什么？

（2）为什么机座要保持水平状态？

（3）光电探头宜放置在挡光杆平衡位置处，挡光杆不能和它相接触，为什么？

第二部分　金属圆盘(环)转动惯量的测量

刚体的转动惯量是描述刚体运动的一个重要物理参数，它衡量刚体在转动中的惯性大小。本实验根据刚体定轴转动定律来测量刚体圆盘（环）的转动惯量。其中转动的角加速度利用PASCO无线转动传感器自动捕获，得到的实验数据通过PASCO　Capstone程序提供的线性拟合法来处理。数据的采集和处理及时、高效、准确，简化了实验中的技术细节，突出了研究对象的物理本质。

[实验目的]

（1）掌握利用刚体转动定律测量圆盘（环）转动惯量的方法，并与理论计算值相比较。

（2）观察并总结刚体的转动惯量与刚体质量分布的关系。

（3）学习数据处理的线性拟合方法。

[实验仪器与器材]

PASCO无线转动传感器，PASCO Capstone操作软件，金属支架，金属圆盘（环），三角棘轮，砝码组，游标卡尺。

[实验原理]

　　刚体的转动惯量用以衡量刚体绕定点或定轴转动时的惯性大小。由于刚体的不同部分到定点或定轴的距离不尽相同，各部分在转动过程中的运动状态也各不相同，此时无法将刚体等效为一个质点。在度量刚体转动过程中的惯性时，需要用到转动惯量的概念。转动惯量是质量和距离平方的组合。当定点或定轴发生改变时，刚体上同一部分到不同定点或定轴的距离也会发生变化，转动惯量也随之改变。刚体相对于某一定点或定轴的转动惯量往往是通过实验测量得到的。

　　本实验测量质量均匀分布的金属圆盘（环）相对于过盘（环）面中心的定轴转动的转动惯量，所用刚体圆盘（环）如图2-2所示。利用转动定律，将一个大小已知的力矩加在转动传感器的滑轮上，使圆盘和圆环开始转动。通过测量角速度—时间变化曲线的斜率可以得到相应的角加速度。通过力矩和角加速度计算圆盘、圆环组合的转动惯量，然后单独针对圆盘进行上述测试，从而得到圆盘和圆环各自的转动惯量。

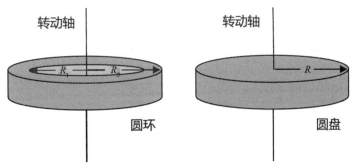

图2-2　刚体圆环和圆盘及其转动轴(其中圆环内外半径分别为R_1和R_2，圆盘半径为R)

　　实验利用PASCO无线转动传感器来测量圆盘（环）在外加力矩作用下的角加速度，如图2-3所示。待测刚体圆盘（环）与传感器水平滑轮固定连接，水平滑轮缠绕轻丝线，丝线通过垂直滑轮的引导，末端挂有质量为m的砝码用以提供转动力矩。当砝码垂直下落时，水平滑轮和刚体圆盘（环）在丝线拉力的作用下发生转动。设旋转部件的总转动惯量为J，旋转的角加速度为α，砝码所提供的力矩为M，水平滑轮半径为r，在任一瞬时，刚体所受力矩与其转动惯量和角加速度之间满足如下的转动定律：

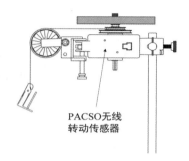

图 2-3　PASCO无线转动传感器(刚体圆盘通过固定螺母与传感器水平滑轮固定连接)

$$M = J\alpha \qquad (2-9)$$

该力矩由轻丝线的拉力 f 所提供。调节垂直滑轮的位置，使丝线同时与垂直滑轮及水平滑轮边缘相切，设水平滑轮半径为 r，此时力矩 M 等于

$$M = fr \qquad (2-10)$$

另一方面，砝码组在轻丝线拉力及自身重力 mg 作用下，其加速度 a 满足

$$ma = mg - f \qquad (2-11)$$

易知，该加速度 a 与刚体转动的角加速度 α 之间具有如下关系

$$a = r\alpha \qquad (2-12)$$

联立以上四式，得到旋转部件总转动惯量的表达式

$$J = \frac{mgr}{\alpha} - mr^2 \qquad (2-13)$$

式中，砝码质量 m 已知，刚体旋转的角加速度 α 由传感器捕获，而水平滑轮半径 r 可通过游标卡尺测得。该表达式忽略了丝线与滑轮组件之间的摩擦力。实际上必然有一部分砝码质量用来克服摩擦力，方可使圆盘（环）发生转动。考虑摩擦力后的等效质量为 m_0，转动惯量 J 最终写为

$$J = \frac{(m - m_0)gr}{\alpha} - (m - m_0)r^2 \qquad (2-14)$$

[实验内容]

（1）利用游标卡尺测量水平滑轮凹槽半径 r_0。转动滑轮，随机测量三次，取平均值。

（2）剪取一段轻丝线，要求丝线长度与金属支架高度相当。将丝线一端通过水平滑轮凹槽上的小孔与滑轮绑定，丝线另一端通过活结与砝码挂钩相连接。

（3）将金属圆盘以及三角棘轮依次与水平滑轮嵌合，并用固定螺母将整体紧固在传感器转轴上。然后将传感器固定在金属支架顶端，使之与桌面保持一定距离。

之后将金属圆环嵌套在三角棘轮上（三角棘轮的作用是保持旋转部件的轴对称性，防止圆环在转动时发生水平位移）。

（4）调节传感器上垂直滑轮的位置，使得轻丝线同时与垂直滑轮和水平滑轮边缘相切。

（5）在轻丝线另一端悬吊砝码挂钩，选择质量为 20g 的砝码环，套于挂钩之上（挂钩自身质量为 5g）。

（6）逆时针转动圆盘，使砝码缓慢升起至传感器高度处，然后保持旋转部件静止。

（7）打开 PASCO Capstone 操作程序，调出数据采集界面，在传感器选项中选择特定编号的 PASCO 无线传感器。注意不同小组的传感器编号不同，请查看传感器机身上的编号，正确选中本组传感器。在数据选项中选择 "angular velocity"（角速度），此时坐标轴纵轴为角速度，横轴为时间。

（8）点击数据采集界面的 "记录" 按钮，同时松开圆盘，使砝码垂直下落。在砝码即将触底时点击界面的 "停止" 按钮。传感器将自动采集圆盘转动过程中不同时刻的角速度。

（9）点击操作界面的 "高亮" 功能，鼠标拖拽并选中中间一段呈直线排列的数据点，然后点击 "拟合" 按钮，选择 "线性拟合"，所选数据点将自动被拟合为一条 $y=mx+b$ 的直线，其中 m 即转动的角加速度 α_1。

（10）取下圆环，仅保留圆盘及三角棘轮，重复步骤 6～9，得到第二个角加速度 α_2。

（11）松开固定螺母，取下圆盘，仅保留三角棘轮，之后拧紧螺母，此时系统处于空载状态。取下 20g 的砝码环，换用 5g 的砝码环，重复步骤 6～9，得到第三个角加速度 α_3。

（12）取下 5g 的砝码环，尝试换用 1g 的砝码环，重复步骤 6～9，找到使角加速度为零的砝码质量 m_0，该质量即为摩擦力等效质量。

[数据记录与处理]

（1）利用游标卡尺随机测量水平滑轮凹槽半径，求得三次测量的平均值 $\overline{r_0}$（表 2-3）。

表 2-3　金属圆盘（环）转动惯量数据（一）

水平滑轮 凹槽半径(cm)	$r_1=$	$r_2=$	$r_3=$	$\overline{r}=$

（2）将 $m_1 = 20\text{g}$、摩擦力等效质量 m_0、角加速度 α_1 及水平滑轮凹槽半径 r 代入转动惯量 J 的表达式中，得到包含圆盘、圆环、三角棘轮、滑轮和固定螺母等全部转动部件在内的刚体的总转动惯量 J_1。

（3）将 $m_2 = 5\text{g}$、摩擦力等效质量 m_0、角加速度 α_2 及水平滑轮凹槽半径 r 代入转动惯量 J 的表达式中，得到除圆环之外的其余转动部件的转动惯量 J_2。

（4）将 $m_3 = 1\text{g}$、摩擦力等效质量 m_0、角加速度 α_3 及水平滑轮凹槽半径 r 代入转动惯量 J 的表达式中，得到三角棘轮、滑轮和固定螺母等转动部件的总转动惯量 J_3。将测量结果填入表2-4、表2-5。

表2-4　金属圆盘（环）转动惯量数据（二）

步骤	砝码质量 (g)	角加速度 (rad·s^{-1})	转动惯量 (kg·m^2)
圆环＋圆盘	$m_1 =$	$\alpha_1 =$	$J_1 =$
圆盘	$m_2 =$	$\alpha_2 =$	$J_2 =$
空载	$m_3 =$	$\alpha_3 =$	$J_3 =$
摩擦估计	$m_0 =$	$\alpha_0 =$	

表2-5　金属圆盘（环）转动惯量数据（三）

刚体	转动惯量（kg·m^2）	
	实验值	理论值
圆环	$J = J_1 - J_2 =$	$J = \dfrac{1}{2} MR^2 = 1.0464 \times 10^{-4}$
圆盘	$J = J_2 - J_3 =$	$J = \dfrac{1}{2} M \left(R_1^2 + R_2^2 \right) = 1.8157 \times 10^{-4}$

（5）圆环的转动惯量实测值 $J = J_1 - J_2$，理论值 $J = \dfrac{1}{2} MR^2$。

（6）圆盘的转动惯量实测值 $J = J_2 - J_3$，理论值 $J = \dfrac{1}{2} M \left(R_1^2 + R_2^2 \right)$。

[思考讨论]

（1）利用游标卡尺测量水平滑轮凹槽半径时，需要注意什么？

（2）为什么要保证轻丝线同时与垂直滑轮和水平滑轮凹槽边缘相切？

（3）如果丝线本身的质量不能忽略，转动惯量的表达式将怎样改写？

（4）在数据处理时我们忽略了砝码下降初期以及触底反弹两个阶段所对应的数据，那么中间段的数据点果真完美契合一条直线吗？逐点考察各数据点所对应的角加速度值，你能发现怎样的趋势？

（5）在数据采集界面，如果直接选择数据类型为"angular acceleration"（角加速度），会产生什么弊端？此时采用哪种数据拟合方法能得到较为理想的结果？

（6）比较圆盘与圆环的转动惯量，刚体转动惯量与其质量分布有什么关系？

（7）比较实验值与理论值，你还能想到哪些改进措施来进一步减小系统误差？

（8）试着利用PASCO无线转动传感器及相关套件来研究单摆的运动规律。

实验三　气体比热容比的测定

比热容是物质的重要参量。在研究物质结构、确定相变、鉴定物质纯度等方面起着重要的作用。气体比热容比是指气体的等压摩尔热容与等体摩尔热容的比值。

[实验目的]

掌握测量气体比热容比的方法。

[实验仪器]

气体比热容比测定仪，螺旋测微计，物理天平。

[实验原理]

气体的等压摩尔热容 C_P 与等体摩尔热容 C_V 之比称为比热容比，用 γ 表示。它在热力学过程特别是绝热过程中是一个很重要的参数。测定气体比热容比的方法有很多种，本实验通过测定物体在特定容器中的振动周期来计算 γ 值。实验基本装置如图 3-1 所示，振动物体小球的直径仅比玻璃管直径小 0.01~0.02mm，它能在此精密的玻璃管中上下移动。在瓶子的壁上有一小口，通过软皮管与集气瓶和气泵相连，各种气体可以不断注入玻璃瓶中。

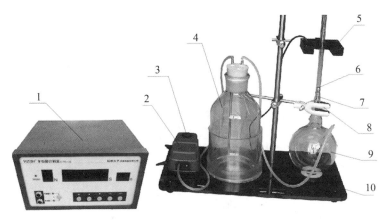

1.计时器;2.气泵;3.气量调节旋钮;4.储气瓶;5.光电门;6.钢球;7.弹簧
8.万能夹;9.实验玻璃瓶容器;10.底座

图3-1 气体比热容比测定仪

如图3-2所示，钢球A的质量为m，半径为r（直径为d），设大气压强为p_L。当瓶子内压强$p = p_L + \dfrac{mg}{\pi r^2}$时，钢球A处于平衡状态。为了补偿空气阻尼引起振动物体A振幅的衰减，通过气体注入口一直注入一个小气压的气流。在精密玻璃管B的中央开设一个小孔，当振动物体A处于小孔下方的半个振动周期时，注入气体使容器的内压强增大，引起物体A向上移动，而当物体A处于小孔上方的半个振动周期时，容器内的气体将通过小孔流出，使物体下沉。以后重复上述过程，只要适当控制注入气体的流量，物体A就能在玻璃管B的小孔上下做简谐振动，振动周期可利用光电计时装置来测得。

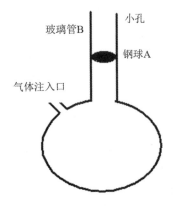

图3-2 小球在玻璃容器内简谐振动

若物体偏离平衡位置一个较小距离x，则容器内的压力变化为dp，物体的运动方程为：

$$m \frac{\mathrm{d}^2 x}{\mathrm{d}t^2} = \pi r^2 \mathrm{d}p \tag{3-1}$$

因为物体振动过程相当快，所以可以看作绝热过程，绝热方程

$$pV^r = C \tag{3-2}$$

式中，C 为常数。对（3-2）式求导得：

$$\mathrm{d}p = -\frac{p\gamma \mathrm{d}V}{V}, \ \mathrm{d}V = \pi r^2 x \tag{3-3}$$

将式（3-3）式代入（3-1）式得

$$\frac{\mathrm{d}^2 x}{\mathrm{d}t} + \frac{\pi^2 r^4 p\gamma}{mV} x = 0$$

此式即为熟知的简谐振动方程，它的解为

$$\omega = \sqrt{\frac{\pi^2 r^4 p\gamma}{mV}} = \frac{2\pi}{T}$$

$$\gamma = \frac{4mV}{T^2 pr^4} = \frac{64mV}{T^2 pd^4} \tag{3-4}$$

式中各量均可方便测得，因而可算出 γ 值。由气体运动学可以知道，γ 值与气体分子的自由度有关，单原子气体（如氩）只有三个平均自由度，双原子气体（如氢）除上述 3 个平均自由度外还有 2 个转动自由度。而多原子气体则具有 3 个转动自由度。比热容比 γ 与自由度 f 的关系为 $\gamma = \frac{f+2}{f}$。理论上可得出：

单原子气体（Ar，He）　　　　$f=3$　　　　$\gamma = 1.67$

双原子气体（N_2，H_2，O_2）　　$f=5$　　　　$\gamma = 1.40$

多原子气体（CO_2，CH_4）　　$f=6$　　　　$\gamma = 1.33$

本实验装置主要系玻璃制成，且对玻璃管的要求特别高，振动物体的直径仅比玻璃管内径小 0.01mm 左右，因此振动物体表面不允许擦伤。平时它停留在玻璃管的下方（用弹簧托住）。若要将其取出，只需在它振动时，用手指将玻璃管壁上的小孔堵住，稍稍加大气流量物体便会上浮到管子上方开口处，就可以方便地取出，或将此管由瓶上取下，将球倒出来。

振动周期采用可预置测量次数的数字计时仪测量，应重复多次测量。

振动物体直径用螺旋测微计测出，质量用物理天平称量，玻璃瓶容积由实验室给出，大气压强由气压表自行读出，并换算成 N/m^2（760 mmHg $= 1.013 \times 10^5 N/m^2$）。

[实验步骤]

（1）按图 3-1 安装并连接好实验设备；接通电源，调节气泵上的气量调节旋钮，

使小球在玻璃管中以小孔为中心上下振动。注意，气流过大或过小都会造成钢珠不以玻璃管上小孔为中心作上下振动。

（2）打开计时器装置，将小球的计时周期数 N 设置为 $45T$，对应计时器计时次数应该设置为 $2\times45=90$（次），按下执行按钮后即可自动记录振动45个周期所需的总时间。计时器的详细操作说明见使用说明书。若计时器不能正常计，可能是光电门位置放置不正确，使得钢珠上下振动时未挡光，或者光束没能垂直通过玻璃管造成散射。

（3）重复以上步骤5次。

（4）用螺旋测微计和物理天平分别测出钢珠的直径 d 和质量 m，其中直径重复测量5次。

本实验提供的实验玻璃瓶的有效体积为：_____ $\pm5cm^3$；储气缓冲瓶的体积约为2500ml。小球质量约为4g，小球半径约为5mm。

[实验数据与结果]

（1）求钢珠质量、直径，数据填入表3-1中。

表3-1 钢球质量和直径

项目	测量结果				
	第1次	第2次	第3次	第4次	第5次
质量 m（$\times10^{-3}$kg）					
直径 d（$\times10^{-3}$m）					

平均值：$\bar{m}=\dfrac{m_1+m_2+m_3+m_4+m_5}{5}=$_____kg。

平均值：$\bar{d}=\dfrac{d_1+d_2+d_3+d_4+d_5}{5}=$_____m。

（2）求钢球振动周期 T，数据填入表3-2中。

表3-2 周期测量数据表

项目	周期数				
	50次	60次	70次	80次	100次
摆动时间 t（s）					
振动周期 T（s）					

钢球振动周期：$T_i=\dfrac{t_i}{N}$，周期平均值：$\bar{T}=\dfrac{T_1+T_2+T_3+T_4+T_5}{5}=$_____。

（3）容器体积 $V=$_____ml=_____m³，

实验室大气压强 $p=$_____mmHg=_____N/m²。

$$\bar{\gamma} = \frac{64\,\overline{m}\,\overline{V}}{\overline{T}^2 p\,\overline{d}^4} = \underline{\qquad}, \quad \frac{\Delta\gamma}{\gamma} = \frac{\Delta m}{m} + 2\frac{\Delta T}{T} + 4\frac{\Delta d}{d} = \underline{\qquad}$$

实验结果：$\gamma = \bar{\gamma} \pm \Delta\gamma = \underline{\qquad}$

[思考讨论]

（1）注入气体量的多少对小球的运动情况有没有影响？

（2）在实际问题中，物体振动过程并不是理想的绝热过程，这时测得的值比实际值大还是小？为什么？

实验四　固体导热系数的测定

导热系数是表征物质热传导性质的物理量。材料结构的变化与所含杂质等因素都会对导热系数产生明显的影响，因此，材料的导热系数常常需要通过实验来具体测定。测量导热系数可以归并为两类基本方法：一类是稳态法，另一类为动态法。本实验采用稳态法进行测量。

[实验目的]

用稳态法测出不良导热体的导热系数，并与理论值进行比较。

[实验仪器]

导热系数测定仪，游标卡尺，铜-康导热电偶，数字毫伏表，杜瓦瓶，秒表，冰块，待测样品。

[实验原理]

图4-1所示的导热系数测定仪，用低于36V的隔离电压作加热电源。整个加热圆筒可上下升降和左右转动，发热盘和散热盘的侧面有一小孔，为放置热电偶之用。散热盘P放在可以调节的三个螺旋头上，可使待测样品盘的上下两个表面与发热盘和散热盘紧密接触。散热盘P下方有一个轴流式风扇，用来快速散热。两个热电偶的冷端分别插在放有冰水的杜瓦瓶中的两根玻璃管中。热端分别插入发热盘和散热盘的侧面小孔内。冷、热端插入时，涂少量的硅脂。热电偶的两个接线端分别插在仪器面板上的相应插座内。利用面板上的开关可方便地直接测出两个温差电动势。温差电动势采用量程为20mV的数字式电压表测量，再根据附录的铜-康铜分度表转换成对应的温度值。

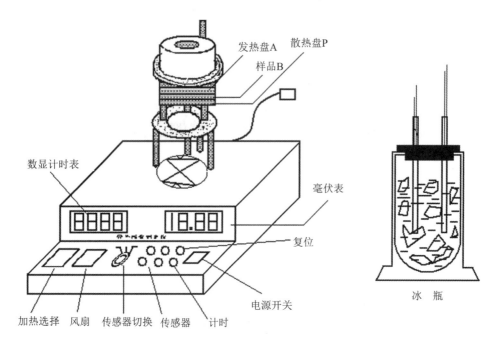

图4-1 稳态法测定导热系数实验装置

根据傅立叶导热方程式,在物体内部,取两个垂直于热传导方向,彼此间相距 h,温度分别为 T_1、T_2 的平行平面(设 $T_1 > T_2$),若平面面积均为 S,在 Δt 时间内通过面积 S 的热量 ΔQ 满足下述表达式:

$$\frac{\Delta Q}{\Delta t} = \lambda S \frac{T_1 - T_2}{h} \tag{4-1}$$

式中,$\frac{\Delta Q}{\Delta t}$ 为热流量,λ 即为该物质的热导率(又称作导热系数),在数值上等于相距单位长度的两平面的温度相差1个单位时,单位时间内通过单位面积的热量,其单位是 $W \cdot m^{-1} \cdot K^{-1}$。

在支架上先放上散热盘 P,在 P 的上面放上待测样品 B(圆盘形的不良导体),再把带发热器的发热盘 A 放在 B 上。发热器通电后,热量从 A 盘传到 B,再传到散热盘 P,由于 A、P 都是良导体,其温度即可以代表样品 B、下表面的温度 T_1、T_2,T_1、T_2 分别由插入 A、P 盘边缘小孔热电偶 E 来测量。热电偶的冷端则浸在杜瓦瓶中的冰水混合物中,通过双刀双掷开关 G,切换 A、P 盘中的热电偶与数字电压表 F 的连接回路。由式(4-1)可以知道,单位时间内通过待测样品 B 任一圆截面的热流量为

$$\frac{\Delta Q}{\Delta t} = \lambda \frac{T_1 - T_2}{h_B} \pi R_B^2 \tag{4-2}$$

式中，R_B 为样品的半径，h_B 为样品的厚度，当热传导达到稳定状态时，T_1 和 T_2 的值不变，于是通过样品 B 上表面的热流量与由散热盘 P 向周围环境散热的速率相等。因此，可通过散热盘 P 在稳定温度 T_2 时的散热速率来求出热流量 $\dfrac{\Delta Q}{\Delta t}$。实验中，在读得稳定时的 T_1 和 T_2 后，即可将样品 B 移去，而使发热盘 A 的底面与盘 P 直接接触。当盘 P 的温度上升到高于稳定时的 T_2 值若干摄氏度后，再将发热盘 A 移开，让散热盘 P 自然冷却。观察其温度 T 随时间 t 的变化情况，然后由此求出散热盘在 T_2 的冷却速率 $\dfrac{\Delta T}{\Delta t}\Big|_{T=T_2}$，而 $mc\dfrac{\Delta T}{\Delta t}\Big|_{T=T_2} = \dfrac{\Delta Q}{\Delta t}$（$m$ 为散热盘 P 的质量，c 为铜材的比热容），就是散热盘 P 在温度为 T_2 时的散热速率。但要注意，这样求出的 $\dfrac{\Delta T}{\Delta t}$ 是散热盘的全部表面暴露于空气中的冷却速率，其散热表面积为 $2\pi R^2 + 2\pi R_P h_P$（其中 R_P 与 h_P 分别为散热盘 P 的半径与厚度）。然而，在观察测试样品的稳态传热时，P 盘的上表面（面积为 πR_P^2）是被样品覆盖着的。考虑到物体的冷却速率与它的表面积成正比，则稳态时散热盘 P 散热速率的表达式应作如下修正：

$$\frac{\Delta Q}{\Delta t} = mc\frac{\Delta T}{\Delta t}\frac{\left(\pi R_P^2 + 2\pi R_P h_P\right)}{\left(2\pi R_P^2 + 2\pi R_P h_P\right)} \tag{4-3}$$

将式（4-3）代入式（4-2），得：

$$\lambda = mc\frac{\Delta T}{\Delta t}\frac{\left(R_P + 2h_P\right)\cdot h_B}{\left(2R_P + 2h_P\right)\left(T_1 - T_2\right)}\cdot\frac{1}{\pi R_B^2} \tag{4-4}$$

[实验步骤]

（1）在测量导热系数前应先对散热盘 P 和待测样品的直径、厚度进行测量。

①用游标卡尺测量待测样品直径和厚度，各测 5 次。

②用游标卡尺测量散热盘 P 的直径和厚度，测 5 次，按平均值计算散热盘 P 的质量。也可直接用天平称出散热盘 P 的质量。

（2）不良导体导热系数的测量。

①实验时，先将待测样品（例如硅橡胶圆片）放在散热盘 P 上面，然后将发热盘 A 放在样品 B 上方，并用固定螺母固定在机架上，再调节三个螺旋头，使样品盘的上下两个表面与发热盘和散热盘紧密接触。

②在杜瓦瓶中放入冰水混合物，将热电偶的冷端（黑色）插入杜瓦瓶中。将热电偶的热端（红色）分别插入加热盘 A 和散热盘 P 侧面的小孔中，并分别将其插入加热盘 A 和散热盘 P 的热电偶接线连接到仪器面板的传感器 Ⅰ、Ⅱ上。

③接通电源，将加热开关置于高挡，开始加热。当传感器 Ⅰ 的温度读数 V_{T_1} 约为

4.2mV 时，再将加热开关置于低挡，降低加热电压，以免温度过高。

④ 传感器 Ⅰ、Ⅱ 的读数不再上升（V_{T_1} 和 V_{T_2} 的数值在 10min 内的变化小于 0.03mV，约需 40min，视不同的实验条件而不同）时，说明已达到稳态，每隔 3min 记录 V_{T_1} 和 V_{T_2} 的值。

⑤ 测量散热盘在稳态值 T_2 附近的散热速率（$\frac{\Delta Q}{\Delta t}$）。移开发热盘 A，取下橡胶盘，并使盘 A 的底面与盘 P 直接接触，当盘 P 的温度上升到高于稳定态的 V_{T_2} 值若干度（0.2mV 左右）后，再将发热盘 A 移开，让散热盘 P 自然冷却，每隔 30s（或自定）记录此时的 T_2 值。根据测量值计算出散热速率 $\frac{\Delta Q}{\Delta t}$。

[实验数据与结果]

（1）记录实验数据（铜的比热 $c = 0.09197\text{cal} \cdot \text{g}^{-1} \cdot ℃^{-1}$，比重 8.9g/cm^3）

散热盘 P：质量 $m =$ _____ g；半径 $R_P = \frac{1}{2} D_P =$ _____ cm（表4-1）。

表4-1 实验数据（一）

项目	测量结果				
	第1次	第2次	第3次	第4次	第5次
D_P（cm）					
h_P（cm）					

橡胶盘：半径 $R_B = \frac{1}{2} D_B =$ _____ cm（表4-2）。

表4-2 实验数据（二）

项目	测量结果				
	第1次	第2次	第3次	第4次	第5次
D_B（cm）					
h_B（cm）					

稳态时 T_1、T_2 的电势（转换见附录）：$T_1 =$ _____；$T_2 =$ _____（表4-3）。

表4-3 实验数据（三）

项目	测量结果				
	第1次	第2次	第3次	第4次	第5次
V_{T_1}（mV）					
V_{T_2}（mV）					

计算散热速率，相关数据记入表4-4。

表4-4　实验数据(四)

时间（s）	30	60	90	120	150	180	210	240
V_T（mV）								
T（℃）								

（2）根据实验结果，计算出不良导热体的导热系数 λ，导热系数单位换算：$1cal \cdot g^{-1} \cdot C^{-1} = 418.68 W/(m \cdot K)$（硅橡胶的导热系数由于材料的特性不同，范围为 $0.072 \sim 0.165 W/(m \cdot K)$），并求出相对误差。

[思考讨论]

当测量空气的导热系数时，通过调节三个螺旋头，使发热圆盘与散热圆盘的距离为 h，为什么 h 距离不宜过大？

附录：

铜－康铜热电偶分度表如表4-5所示。

表4-5　铜-康铜热电偶分度表

温度 （℃）	热电势（mV）									
	0	1	2	3	4	5	6	7	8	9
0	0.000	0.039	0.078	0.117	0.156	0.195.	0.234	0.273	0.312	0.351
10	0.391	0.430	0.470	0.510	0.549	0.589	0.629	0.669	0.709	0.749
20	0.789	0.830	0.870	0.911	0.951	0.992	1.032	1.073	1.114	1.155
30	1.196	1.237	1.279	1.320	1.361	1.403	1.444	1.486	1.528	1.569
40	1.611	1.653	1.695	1.738	1.780	1.882	1.865	1.907	1.950	1.992
50	2.035	2.078	2.121	2.164	2.207	2.250	2.294	2.337	2.380	2.424
60	2.467	2.511	2.555	2.599	2.643	2.687	2.731	2.775	2.819	2.864
70	2.908	2.953	2.997	3.042	3.087	30131	3.176	3.221	3.266	2.312
80	3.357	3.402	3.447	3.493	3.538	3.584	3.630	3.676	3.721	3.767
90	3.813	3.859	3.906	3.952	3.998	4.044	4.091	4.137	4.184	4.231
100	4.277	4.324	4.371	4.418	4.465	4.512	4.559	4.607	4.654	4.701
110	4.749	4.796	4.844	4.891	4.939	4.987	5.035	5.083	5.131	5.179

实验五　热敏电阻特性测试与研究

[实验目的]

（1）了解惠斯登电桥测电阻的方法。

（2）测定半导体热敏电阻的阻值随温度变化的关系。

（3）掌握半导体温度计的结构原理。

[实验仪器与器材]

直线电桥、半导体热敏电阻两只、直流电源、滑线变阻器、保温杯、杯子、温度计、微安表（或万用电表）。

[实验原理]

1.惠斯通电桥测电阻原理

用伏特计和安培计（伏安法）测量电阻时，除了因使用的伏特计和安培计准确度不高带来的误差外，还存在线路本身不可避免的误差。如果测量的精度要求比较高，就要采用电桥线路进行测量。

用电桥线路测量电阻时不用伏特计和安培计，避免了伏安法中由电表及测量线路本身带来的误差。它是采用将待测电阻与标准电阻相比较而确定待测电阻阻值的方法。由于标准电阻误差很小，电桥法测电阻可达到很高的准确度。

惠斯登电桥是用电桥线路精密测量电阻的常用仪器，其线路如图 5-1 所示，R_1、R_2、R_0 均为可变标准电阻，R_x 是待测电阻，G 是检流计。当电桥平衡（检流计中电流 I_g 为零）时，存在有如下关系。

$$\frac{R_x}{R_0} = \frac{R_1}{R_2} \tag{5-1}$$

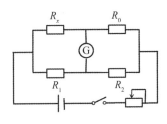

图5-1　惠斯通电桥

读出R_1、R_2、R_0的值，即可求出R_x的值。

2.滑线式惠斯通电桥

如图5-2所示，把粗细均匀的电阻丝AC拉紧后用铝片固定在米尺两端，接触点B可在AC上自由移动，把电阻丝分为长度为AB和BC两段，长度分别为L_1和L_2，分别对应于电阻R_1和R_2。当接通电源，移动B使得电桥平衡后，有

$$R_x = \frac{R_1}{R_2}R_0 = \frac{L_1}{L_2}R_0 \tag{5-2}$$

以厘米为单位，从米尺上读出L_1后，式（5-2）可改为

$$R_x = \frac{L_1}{100-L_1}R_0 \tag{5-3}$$

电阻丝AB组为图5-2所示的电路。

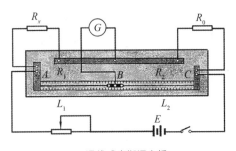

图5-2　滑线式惠斯通电桥

3.半导体温度计的设计

热敏电阻的阻值随温度的变化而改变，利用这一特性，可以用热敏电阻测定温度。只靠事先测出热敏电阻的R-t关系曲线就可由测定R来确定相应的温度t。但这种办法比较麻烦。

半导体温度计是一种非平衡电桥测量温度的装置。如图5-3，选择$R_1 = R_2$，R_0值等于测温下限热温电阻对应的阻值。先将开关K拨至电阻箱R_z，调节R_z使其阻值也等于测温下限时的热敏电阻的阻值，此时电桥平衡，微安表指针指向零。调节R_z，使其阻值等于测温上限时热敏电阻的阻值，此时电桥失衡，调节滑动变阻器使微安表满偏。将开关K拨至热敏电阻R，并将其放入热水中，随着温度变化（加热

水或自然冷却），微安表指针偏转的角度（即 I 的大小）与温度有一一对应的关系，将微安表面板按温度标注，这样惠斯登电桥电路和微安表就构成了半导体温度计。

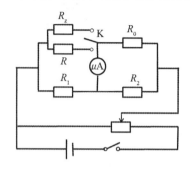

图5-3　半导体热敏电阻温度计

[实验内容]

1. 测定半导体热敏电阻的 $R = f(t)$ 曲线（用普通热敏电阻）

（1）按图5-2接好电路，R_x 即是热敏电阻，把它放置于恒温仪中（用盛水烧杯、搅拌器、温度计组成），先在室温下调节电桥平衡，测出 R_{x_1} 值，并记下对应的室温 t_1。

（2）升高恒温仪温度（可将热水倒入盛水烧杯，以提高水温），任取温升间隔在 t_2，t_3，…，调节 B 的位置，使电桥平衡，读出 L_1 的长度，并计算出对应的 R_{x_2}，R_{x_3}，…。

（3）在坐标纸画出 $R = f(t)$ 的曲线，就可看出热敏电阻的温度特性。

2. 标定半导体温度计的刻度

（1）预设好测温范围，如30℃至70℃。将开关 K 拨至热敏电阻 R，分别测出 R 在30℃和70℃时的阻值。

（2）将开关 K 拨至电阻箱 R_z。配置 $R_1 = R_2$，R_0 值等于30℃热敏电阻对应的阻值，将 R_z 也调至30℃热敏电阻对应的阻值。此时电桥平衡，微安表指针指向零，在微安表上标注30℃。

（3）调节 R_z，使其阻值等于测温上限70℃时热敏电阻的阻值，此时电桥失衡，调节滑动变阻器使微安表满偏，在微安表上标注70℃。

（4）拆除电阻箱 R_z，接入热敏电阻 R，将热敏电阻放入70℃的热水中，随着水温降低，每隔5℃在微安表上进行标注。

（5）将热敏电阻从水中取出，置于人体脸部、掌心、手背等处，测出各处的温度。

[实验数据与结果]

（1）热敏电阻的温度特性的测量（表5-1）。

表5-1　数据记录

项目	读数									
	第1次	第2次	第3次	第4次	第5次	第6次	第7次	第8次	第9次	第10次
水温 t（℃）										
长度 L_1（cm）										
阻值 R_x（Ω）										

按表格中的数据，画出热敏电阻的温度特性曲线。

（2）根据测量结果，参照热敏电阻温度曲线，读出人体脸部、掌心、手背处的温度：人体脸部温度_____℃，掌心温度_____℃，手背温度_____℃。

[思考讨论]

（1）下列因素是否会使电桥测量误差增大？

（A）电流电压不太稳定　　　　　　（C）导线电阻不能完全消除

（B）检流计零点没有校准　　　　　（D）检流计灵敏度不够高

（2）总结一下怎样使电桥较快地达到平衡的操作步骤。

实验六 霍尔效应

1879年，美国霍普金斯大学研究生霍尔在研究金属导电机理时发现，置于磁场中的载流体，如果电流方向与磁场垂直，则在垂直于电流和磁场的方向会产生附加的横向电场，这种电磁现象称为霍尔效应。随着半导体材料和制造工艺的发展，人们利用半导体材料制成霍尔元件，广泛用于非电量的测量、电动控制、电磁测量和计算装置等方面。

[实验目的]

（1）掌握霍尔效应原理及霍尔元件有关参数的含义和作用。

（2）测绘霍尔元件的 V_H-I_s，V_H-I_M 曲线，了解霍尔电势差 V_H 与霍尔元件工作电流 I_s、磁感应强度 B 及励磁电流 I_M 之间的关系。

（3）学习利用霍尔效应测量磁感应强度 B 及磁场分布。

[实验仪器]

DH4512D霍尔效应实验仪。

[实验原理]

霍尔效应从本质上讲，是运动的带电粒子在磁场中受洛仑兹力的作用而引起的偏转。当带电粒子（电子或空穴）被约束在固体材料中时，这种偏转就导致在垂直电流和磁场方向上正负电荷的在不同侧的聚积，从而形成附加的横向电场。如图6-1所示，磁场 B 竖直向上，与之垂直的半导体薄片上向右通以电流 I_s（称为工作电流）。假设载流子为电子（N型半导体材料），它沿着与电流 I_s 相反方向运动，则受到的洛仑兹力大小为

$$f_L = -evB$$

式中，e 为电子电量，v 为电子漂移平均速度，B 为磁感应强度。形成的附加电场阻碍电子偏转，电场力的大小为

$$f_E = -eE_H = -eV_H/l$$

式中，E_H 为霍尔电场强度，V_H 为霍尔电势，l 为霍尔元件宽度。随着电荷积累的增加，f_E 增大，当两力大小相等（方向相反）时，$f_L = -f_E$，电子积累达到动态平衡，此时

$$V_H = vBl \tag{6-1}$$

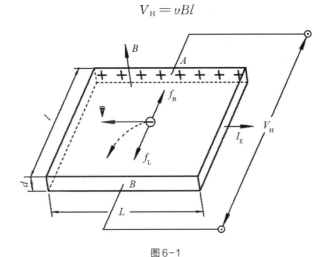

图6-1

另设霍尔元件厚度为 d，载流子浓度为 n，则霍尔元件的工作电流为 $I_s = nevld$，所以有

$$v = \frac{I_s}{neld} \tag{6-2}$$

将式（6-2）代入式（6-1）可得：

$$V_H = \frac{1}{ne}\frac{I_sB}{d} = R_H\frac{I_sB}{d} \tag{6-3}$$

即霍尔电压 V_H（A、B 间电压）与 I_s、B 的乘积成正比，与霍尔元件的厚度成反比。比例系数 $R_H = \dfrac{1}{ne}$ 称为霍尔系数，它是反映材料霍尔效应强弱的重要参数。

当霍尔元件的材料和厚度确定时，设：

$$K_H = R_H/d = l/(ned) \tag{6-4}$$

将式（6-5）代入式（6-3）中得：

$$V_H = K_H I_s B \tag{6-5}$$

式中，K_H 称为元件的灵敏度，它表示霍尔元件在单位磁感应强度和单位控制电流下的霍尔电势大小，其单位是 mV/(mA·T)，一般要求 K_H 愈大愈好。一般霍尔片

的参数实验应给出，具体到DH4512D霍尔效应实验仪，其双线圈霍尔片的厚度d为0.2mm，宽度l为2.5mm，长度L为3.5mm。螺线管霍尔片的厚度d为0.2mm，宽度l为1.5mm，长度L为1.5mm。

[实验内容]

1.电路连接

（1）仔细查看仪器面板上的文字符号提示和电路连接图（图6-2）。

（2）将测试仪面板上的"I_M输出"，"I_s输出"和"V_H输入"三对接线柱分别与测试架上的三对相应的接线柱正确连接。

（3）将控制电源连接线一端插入测试仪背部的控制电源输出插孔，另一端连接到测试架的控制电源输入插孔。

（4）将测试仪的传感器接口与测试架上传感器接口相连。

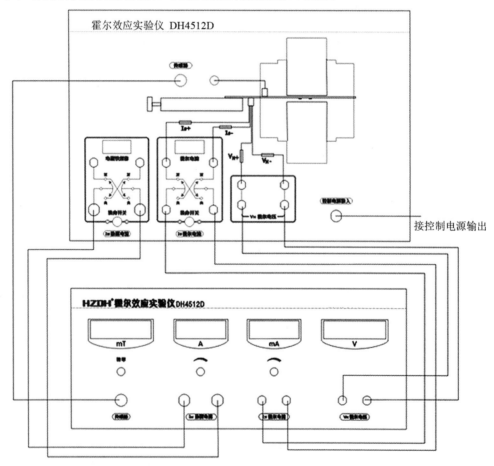

图6-2　实验接线图

2.研究霍尔电势 V_H 与工作电流 I_s 之间的关系

（1）将霍尔元件移至电磁铁中心，在 $I_M = 0$ 的情况下，调零毫特计。

（2）调节 $I_M = 300\text{mA}$，调节 $I_s = 0.5\text{mA}$。按表6-1中 I_M、I_s 正负情况切换"测试架"上的电子开关方向，分别测量霍尔电压 V_H 值（V_1，V_2，V_3，V_4）并填入表6-1。

（3）I_s 每次递增0.5mA，测量 V_1，V_2，V_3，V_4 值。

（4）绘出 V_H-I_s 曲线，验证线性关系。

3. 研究霍尔电势 V_H 与磁感应强度 B 之间的关系，研究磁感应强度 B 与励磁电流 I_M 之间的关系

（1）先将 I_M、I_s 调零，然后调节 I_s 至1.00mA。

（2）调节 $I_M = 50$，100，150，$\cdots$，500mA（间隔为50mA），分别测量霍尔电压 V_H 值和磁感应强度 B 值，填入表6-2和表6-3中。

（3）根据表6-2和表6-3中所测得的数据，绘出 V_H-B 曲线，并做曲线拟合，验证线性关系。绘出 B-I_M 曲线，并作曲线拟合，验证线性关系。

4.计算出霍尔元件的霍尔灵敏度。

5.测量电磁铁磁场分布。

（1）在 $I_M = 0$ 的情况下，调零毫特计。

（2）调节 $I_M = 400\text{mA}$，调节移动尺的位置，每2mm记录毫特计读数值，填入表6-4。

（3）画出磁场分布图。

[实验数据与结果]

1.霍尔电压 V_H 与工作电流 I_s 的关系如表6-1所示。

表6-1　V_H-I_s 数据（$I_M = 300\text{mA}$）

I_s (mA)	V_1 (mV) $+I_M+I_s$	V_2 (mV) $+I_M-I_s$	V_3 (mV) $-I_M-I_s$	V_4 (mV) $-I_M+I_s$	$V_H = \dfrac{V_1 - V_2 + V_3 - V_4}{4}$ (mV)
0.50					
1.00					
1.50					
2.00					
2.50					
3.00					

2.V_H 与 I_M 的关系如表6-2所示，B 与 I_M 的关系如表6-3所示。

表6-2 V_H-I_M 数据（I_s=1.00mA）

I_M (mA)	V_1 (mV) +I_M+I_s	V_2 (mV) +I_M-I_s	V_3 (mV) -I_M-I_s	V_4 (mV) -I_M+I_s	$V_H = \dfrac{V_1 - V_2 + V_3 - V_4}{4}$ (mV)
50					
100					
150					
200					
250					
300					
350					
400					
450					
500					

表6-3 B-I_M 数据（I_s=1.00mA）

I_M (mA)	B_1 (mT) +I_M+I_s	B_2 (mT) +I_M-I_s	B_3 (mT) -I_M-I_s	B_4 (mT) -I_M+I_s	$B = \dfrac{B_1 + B_2 - B_3 - B_4}{4}$ (mT)
50					
100					
150					
200					
250					
300					
350					
400					
450					
500					

3.计算霍尔元件的霍尔灵敏度。从 V_H-B 曲线求出斜率 k，根据 $V_H = K_H I_s B$ 得

$$K_H = \frac{V_H}{I_s B} = \frac{k}{I_s} = \underline{\qquad\qquad} mV/mA \cdot T$$

4.测量电磁铁磁场沿水平方向分布，将数据填入表6-4。

表6-4　B–x数据（I_M=400mA）

x/mm	44	42	40	38	36	34	32	30
b/mT								
x/mm	28	26	24	22	20	18	16	14
b/mT								

[思考讨论]

（1）列出计算霍尔系数R_H、载流子浓度n、霍尔灵敏度K_H的计算公式，并注明单位。

（2）如已知霍尔样品的工作电流I_s及磁感应强度B的方向，如何判断样品的导电类型？

实验七　示波器的使用

示波器是利用示波管内电子束在电场或磁场中的偏转，显示随时间变化的电信号的一种观测仪器。它不仅可以定性观察电路（或元件）的动态过程，而且可以定量测量各种电学量，如电压、周期、波形的宽度及上升、下降时间等，还可以用作其他显示设备，如晶体管特性曲线、雷达信号等。配上各种传感器，也可以用于各种非电量测量，如压力、声光信号、生物体的物理量（心电、脑电、血压）等。自研制出第一台示波器以来，它在各个研究领域都取得了广泛的应用，示波器本身也发展成为多种类型，如慢扫描示波器、各种频率范围的示波器、取样示波器、记忆示波器等，已成为科学研究、实验教学、医药卫生、电工电子和仪器仪表等各个研究领域和行业最常用的仪器。

[实验目的]

（1）掌握数字示波器使用方法，学会用示波器观测波形。
（2）加深理解振动的合成知识点，拍频、李萨如图等。
（3）了解示波器的面板结构和示波原理。

[实验仪器与器材]

数字示波器（模拟示波器）、函数信号发生器（信号源）、无源探针。

[实验原理]

1.示波器的基本结构

示波器的结构如图7-1所示，由示波管（又称阴极射线管）、放大器、衰减器、扫描发生器和同步输入系统及电源等部分组成。

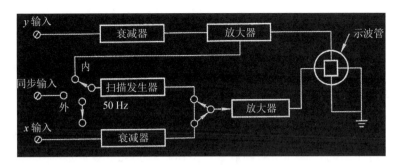

图7-1　示波器的结构图

为了适应多种量程，示波器将不同大小的信号，经衰减器分压后，得到大小相同的信号，经过放大器后产生大约20V电压送至示波管的偏转板。

示波管是示波器的基本构件，它由电子枪、偏转板和荧光屏三部分组成，被封装在高真空的玻璃管内，结构如图7-2所示。电子枪是示波管的核心部分，由阴极、栅极和阳极组成。

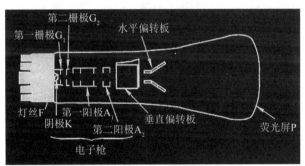

图7-2　示波管的结构图

（1）阴极——阴极射线源：由灯丝（F）和阴极（K）构成，阴极表面涂有脱出功较低的钡、锶氧化物。灯丝通电后，阴极被加热，大量的电子从阴极表面逸出，在真空中自由运动从而实现电子发射。

（2）栅极——辉度控制：由第一栅极 G_1（又称控制极）和第二栅极 G_2（又称加速极）构成。栅极是由一个顶部有小孔的金属圆筒，它的电极低于阴极，具有反推电子作用，只有少量的电子能通过栅极。调节栅极电压可控制通过栅极的电子束强弱，从而实现辉度调节。在 G_1 的控制下，只有少量电子通过栅极，G_2 与 A_2 相连，所加相位比 A_1 高，G_2 的正电位对阴极发射的电子奔向荧光屏起加速作用。

（3）第一阳极——聚焦：第一阳极（A_1）呈圆柱形（或圆形），有好几个间壁，第一阳极上加有几百伏的电压，形成一个聚焦的电场。当电子束通过此聚焦电场时，在电场力的作用下，电子汇合于一点，结果在荧光屏上得到一个又小又亮的光电，调节加在 A_1 上的电压可达到聚焦的目的。

（4）第二阳极——电子的加速：第二阳极（A_2）上加有1000V以上的电压。聚焦后的电子经过这个高电压场的加速获得足够的能量，使其成为一束高速的电子流。这些能量很大的电子打在荧光屏上可引起荧光物质发光。能量越大就越亮，但不能太大，否则将因发光强度过大导致烧坏荧光屏。一般来说，A_2上的电压在1500V左右即可。

（5）偏转板：由两对相互垂直的金属板构成，在两对金属板上分别加以直流电压以控制电子束的位置。适当调节这个电压可以把光点或波形移到荧光屏的中间部位。偏转板除了直流电压外，还有待测物理量的信号电压，在信号电压的作用下，光点将随信号电压变化而变化，形成一个反映信号电压的波形。

（6）荧光屏：荧光屏（P）上面涂有硅酸锌、钨酸镉、钨酸钙等磷光物质，能在高能电子轰击下发光。辉光的强度取决于电子的能量和数量。在电子射线停止作用前，磷光要经过一段时间才熄灭，这个时间称为余辉时间。余辉使我们能在屏上观察到光电的连续轨迹。

自阴极发射的电子束，经过第一栅极（G_1）、第二栅极（G_2）、第一阳极（A_1）、第二阳极（A_2）的加速和聚焦后，形成一个细电子束。垂直偏转板（常称作y轴）及水平偏转板（常称x轴）所形成的二维电场，使电子束发生位移，位移的大小与x、y偏转板上所加的电压有关：

$$\begin{cases} y = S_y V_y = \dfrac{U_y}{D_y} \\ x = S_x V_x = \dfrac{U_x}{D_x} \end{cases} \tag{7-1}$$

式中，S_y和D_y为y轴偏转板的偏转灵敏度和偏转因素，S_x和D_x为x轴偏转板的偏转灵敏度和偏转因素，它们均与偏转板的参数有关，是示波器的主要技术指标之一。

2.示波器显示波形的原理

示波器显示波形的原理如图7-3所示。

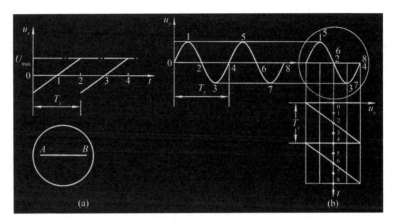

图7-3　示波器显示波形的原理

由式（7-1）可知，y轴或x轴的位移与所加电压有关。如图7-3所示，在x轴偏转板上加一个随时间t按一定比例增加的电压U_x，光点从A点到B点移动。如果光点到达B点后，U_x降为零（图中坐标轴上的T_x点），那么光点就返回到A点。若此后U_x再按上述规律变化（U_x与T_x相同），光点会重新由A移动到B。这样V_x周期性变化（锯齿波），并且由于发光物质的特性使光迹有一定的保留时间，就得到一条"扫描线"，称为时间基线。

如果在x轴加有锯齿形扫描电压的同时，在y轴上加一正弦变化的电压图7-3（b），则电子束受到水平电场和垂直电场的共同作用而呈现二维图形。为得到可观测的图形，必须使电子束的偏转多次重叠出现，即重复扫描。很明显，为得到清晰稳定的波形，上述扫描电压的周期T_x（或频率f_x）与被测信号的周期T_y（或f_y）必须满足：

$$T_y = \frac{T_x}{n}; f_y = nf_x; n = 1, 2, 3, \cdots \tag{7-2}$$

以保证T_x轴的起点始终与y轴周期信号固定一点相对应（称"同步"），波形才稳定，否则波形就不稳定而无法观测。

由于扫描电压发生器的扫描频率f_x不会很稳定，因此为保证式（7-2）始终成立，示波器需要设置扫描电压同步电路，即触发电路，如图7-1所示。利用它提供一种触发信号来使扫描电压频率与外加信号同步，从而获得稳定的信号图形。

实际使用的示波器由于用途不同，它的示波管及放大电路等也不尽相同。因此示波器有一系列的技术特性指标，如输入阻抗、频带宽度、余辉时间、扫描电压线性度、y轴和x轴范围等。

3.用x轴时基测时间参数

在实验中或工程技术上都经常用示波器来测量信号的时间参数，如信号的周期或频率，信号波形的宽度、上升时间或下降时间，信号的占空比（宽度/周期）等。如雷达通过测量发射脉冲与反射（接受）脉冲信号的时间差来实现测距离，其他无线电测距、声纳测潜艇位置等都属于这一原理。

从式（7-2）触发，设待测信号接 y 轴输入端，则 T_y 是待测信号的周期，T_x 是 x 轴扫描信号的周期，N 是一个扫描周期内所显示的待测信号的波形周期数。如荧光屏上显示2个信号波形，扫描信号周期是10ms，则待测信号的周期是5ms。

x 轴扫描信号的周期实际上是以时基单位（时间/cm）来标示的，一般示波管荧光屏的直径以10cm居多，则式（7-2）的 T_x，由时基乘上10cm，如时基为0.1ms/cm，则扫描信号的周期为1ms。为此在实际测量中，将式（7-2）改成式（7-3）的形式

$$T_y = 时基单元 \times 波形厘米数 \tag{7-3}$$

式中的波形厘米数，可以是信号一个周期的读数（可测待测信号的周期）、正脉冲（或负脉冲）的信号宽度的读数或待测信号波形的其他参数。

4.用李萨如图形测信号的频率

如果将不同的信号分别输入 y 轴和 x 轴的输入端，当两个信号的频率满足一定关系时，荧光屏上会显示出李萨如图形。可用测李萨如图形的相位参数或波形的切点数来测量时间参数。两个互相垂直的振动（有相同的自变量）的合成为李萨如图形。

（1）频率相同而振幅和相位不同时，两正交正弦电压的合成图形。

设此两正弦电压分别为

$$\begin{cases} x = A\cos\omega t \\ y = B\cos(\omega t + \varphi) \end{cases} \tag{7-4}$$

这是一个椭圆方程。当两个正交电压的相位差 φ 取 $0\sim2\pi$ 的不同值时，合成的图形如图7-4所示。

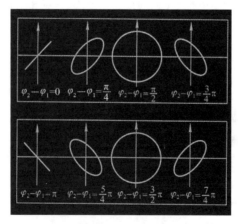

图7-4　不同相位差 φ 的李萨如图形

（2）两正交正弦电压的相位差一定，频率比为一个有理数时，合成的图形为一条稳定的闭合曲线。图7-5是几种频率比的图形，频率比与图形的切点数之间有下列关系：

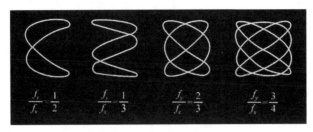

图7-5　不同频率比的李萨如图形

$$\frac{f_y}{f_x} = \frac{水平切线上的切点数}{垂直切线上的切点数} \tag{7-5}$$

[实验内容]

（1）熟悉面板结构，了解主要部件的名称及标识意义。

（2）按下电源键，启动、预热示波器3min，同时按要求连接好示波器和信号源，示波器通道默认选择"CH1"，确保示波器的图像为时基图：Y-T图。注意无源探针的增益倍数要与示波器的增益倍数一致。

（3）在信号源处分别选择方波、锯齿波、正弦波，通过示波器观察相应的波形。尝试调节示波器面板上的常用旋钮，同时观察波形的变化，学会调节波形的频率。学会利用面板上的计算功能监测波形的频率、振幅、相位等。

（4）正弦波的频率和振幅的调节：调出一个频率为1000 Hz，振幅的2V的正弦波信号（可按实际情况修改）。

（5）同方向同频率的正弦波的叠加：从同一信号源处引出波形输入到通道"CH2"，得到同方向、同频率两列正弦波信号。对"CH1"和"CH2"两组信号做加法运算，观察叠加后的波形。将"CH2"的信号相位改成反相，或者对两组信号做减法运算，观察相减后的波形，并做好实验记录。

（6）方向垂直同频率的正弦波的叠加：将通道"CH2"的信号改为垂直方向，或者将示波器的图像从Y-T图调整为X-Y图，观察两列方向垂直、同频率的两列正弦波叠加的波形（直线）。

（7）李萨如图的调节：从另一信号源处调出一个频率与通道"CH1"的信号频率成整数倍的正弦波信号，并输入到通道"CH2"中，并保持示波器的图像为X-Y图，观察两列方向垂直、频率成整数倍的正弦波叠加后的波形（李萨如图）。

（8）拍频的调节：将示波器的图像调回为 Y-T 时基图，同时调节输入到通道"CH2"的信号频率，使得"CH2"的频率与"CH1"的频率相差不大，观察这两列同方向频率相差不大的正弦波信号的叠加后的小型（拍频）。

[数据记录与处理]

（1）请拍照贴出信号源出相应的波形图像：方波、锯齿波、正弦波。

（2）实际调出的正弦波的频率：_____，振幅：_____。

（3）请拍照贴出同方向同频率的正弦波的叠加的波形图像。

（4）请拍照贴出方向垂直同频率的正弦波的叠加的波形图像。

（5）请记录李萨如图的频率和波形图像（表7-1）。

表7-1   结果记录

f_x:f_y	1:1	1:2	1:3	2:3
f_x				
f_y				
图像				

（6）请拍照记录拍频的波形图像，说明两列波的频率分别为：_____ 和

_____。

[思考讨论]

（1）单信号输入如果得到的图形不稳定，出现总是向左或向右移动的原因是什么？如何调节可以使波形稳定？

（2）观察李萨如图形时，为什么有时得不到稳定的图形？

（3）当信号的振幅过大时，在示波器上看到的是什么图形？应如何调节才能完整显示？

实验八　迈克尔逊干涉仪调整与应用

迈克尔逊干涉仪是美国物理学家迈克尔逊和莫雷合作设计制作出来的精密光学仪器。它利用分振幅法产生双光束以实现光的干涉，可以用来观察光的等倾、等厚和多光束干涉现象，测定单色光的波长和光源的相干长度等。在近代物理和计量技术中有广泛的应用。

[实验目的]

（1）利用迈克尔逊干涉仪观察干涉现象。

（2）利用迈克尔逊干涉仪测 He-Ne 激光的波长。

[实验仪器]

迈克尔逊干涉仪，氦氖激光器。

[实验原理]

迈克尔逊干涉仪原理图如图 8-1 所示，在图中 S 为光源，分光板 G_1 为半镀银板（使照在上面的光线既能反射又能透射，而这两部分光的强度又大致相等），M_1、M_2 为平面反射镜。

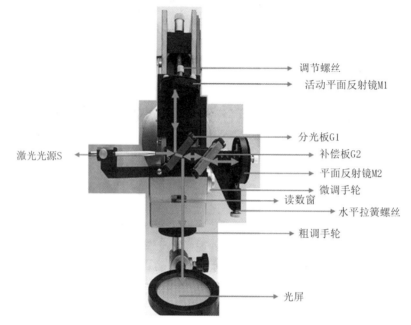

图 8-1　迈克尔逊干涉仪结构图

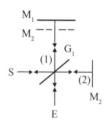

图 8-2　迈克尔逊干涉仪简化光路图

　　光源 S 发出的 He-Ne 激光经会聚透镜 L 扩束后，射向 G_1 板。在半镀银面上分成两束光：光束（1）受半镀银面反射折向 M_1 镜，光束（2）透过半镀银面射向 M_2 镜。两束光仍按原路返回射向观察者 E（或接收屏），相遇发生干涉。G_2 为补偿板，材料和厚度均与 G_1 板相同，且与 G_1 板平行。加入 G_2 板后，使（1）、（2）两光束都经过玻璃三次，其光程差就纯粹是因为 M_1、M_2 镜与 G_1 板的距离不同而引起。

　　由此可见，这种装置使用相干的光束在相干之前分别走了很长的路程，为清楚起见，光路可简化为如图 8-2 所示，观察者自 E 处向 G_1 板看去，除直接看到 M_2 镜在 G_1 板的反射像，此虚像以 M_2' 表示。对于观察者来说，M_1、M_2 镜所引起的干涉，显然与 M_1、M_2' 之间的空气层所引起的干涉等效。因此在考虑干涉时，M_1、M_2' 镜之间的空气层就成为仪器的部分。本仪器设计的优点也就在于M_2'不是实物，因而可以任意改变M_1、M_2'之间的距离——可以使M_2'在M_1镜的前面、后面，也可以使它们完全重叠或相交。

1. 等倾干涉

当M_1、M_2'完全平行时，将获得等倾干涉，其干涉条纹的形状取决于来自光源平面上的入射角i（图8-3），在垂直于观察方向的光源平面S上，自以O点为中心的圆周上各点发出的光以相同的倾角i_K，入射到M_1、M_2'之间的空气层，所以它的干涉图样是同心圆环，其位置取决于光程差ΔL。

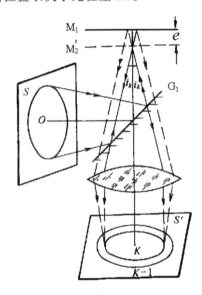

图8-3　等倾干涉光路图

从图8-3看出：

$$\Delta L = 2e\cos i_K \tag{8-1}$$

当$2e\cos i_K = Kl$（$K=1，2，3，\cdots$）时，将看到一组亮圆纹；

当眼盯着第K级亮纹不放，改变M_1与M_2'的位置，使其间隔e增大，但要保持$2e\cos i_K = Kl$不变，则必须以减小$\cos i_K$。因此i_K必须增大，这就意味着干涉条纹从中心向外"冒出"。反之当e减小，则$\cos i_K$必然增大。这就意味着i_K减小，所以相当于干涉圆环一个一个地向中心"缩进"，因为在圆环中心$i_K=0$，$\cos i_K=1$，故

$$2e = Kl \tag{8-2}$$

$$则\ e = \frac{l}{2} \cdot K \tag{8-3}$$

可见，当M_1与M_2'之间的距离e增大（或减小）$\dfrac{\lambda}{2}$时，则干涉条纹就从中心

"冒出"（或向中心"缩进"）一圈。如果在迈克尔逊干涉仪上读出始末二态走过距离e，以及数出在这期间干涉条纹变化（冒出或缩进）的圈数K，则可以计算出此时光波的波长l。

2.等厚干涉

如果M_1不垂直于M_2，即M_1与M_2'成一很小的交角（交角太大则看不到干涉条纹），则出现等厚条纹（图8-4）。严格地讲只有光程差$\Delta L=0$时，所形成的一条直的干涉条纹是等厚条纹。不过靠近$\Delta L=0$附近的条纹，倾角的影响可忽略去不计，故也可看成等厚条纹。随着光程差ΔL的增大，即楔形空气薄膜的厚度由0逐渐增加，则直条纹将逐渐变成双曲线、椭圆等。随着光程差ΔL的减小，即空气薄膜的厚度由0逐渐向另一方向增大，则直线条纹也将逐渐变成双曲线、椭圆等，只不过曲率要反号。此外，楔形空气薄膜的夹角α变大，条纹的间距l变密，它遵从公式

$$\alpha=\frac{\lambda}{2l} \tag{8-4}$$

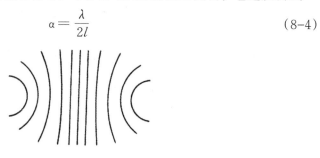

图8-4　等倾干涉条纹

3.白光干涉条纹（彩色条纹）

因为干涉花纹的明暗决定光程差与波长的关系，比如说当光程差是15200Å时，这刚好是红光（7600Å）的整数倍，满足亮纹的公式（8-1），可看到红的亮干涉条纹，可是它对绿光（5000Å）就不满足，所以看不到绿色的亮纹。用白光光源，只有在$e=0$的附近（几个波长范围内）才能看到干涉花纹，在正中央M_1、M_2'交线处（$e=0$），这时对各种波长的光来说，其光程差均为0，故中央条纹不是彩色的。两旁有十几条对称分布的彩色条纹，e再大时因对各种不同波长的光其满足暗纹的情况也不同，所产生的干涉花纹，明暗互相重叠，结果显不出条纹来。只有用白光才能判断出中央花纹，而利用它可定出$e=0$的位置。

迈克尔逊干涉仪的结构如图8-1所示，在仪器中，G_1、G_2板已固定（G_1板后表面、靠G_2板一方镀有一层银），M_1镜的位置可以在G_1、M_1方向调节。其M_2镜的倾角可由后面的三个螺钉调节，更精细地可由2、4螺丝调节，鼓轮1每转一圈M_1镜在M_1、M_2方向平移1mm。鼓轮1每一圈刻有100个小格，故每走一格平移为（1/100）mm。而微动鼓轮3每转一圈鼓轮1仅走1格，微动鼓轮3一圈又分刻有100个小格。

所以微动鼓轮3每走一格 M_1 镜移动（1/10000）mm。因此测 M_1 镜移动的距离时，若 m 是主尺读数（mm），l 是鼓轮1的读数，n 是微动鼓轮3的读数，则有

$$e = m + l \cdot \frac{1}{100} + n \cdot \frac{1}{10000} (\text{mm})$$

4. 迈克尔逊干涉仪的调整

迈克尔逊干涉仪是一种精密、贵重的光学测量仪器，因此必须在熟读讲义，弄清结构，弄懂操作要点后，才能动手调节、使用。为此特拟出以下几点调整步骤及注意事项：

（1）对照讲义，眼看实物弄清本仪器的结构原理和各个旋钮的作用。

（2）水平调节：调节底脚螺丝。

5. 读数系统调节

（1）粗调：将"手柄"转向下面"开"的部位（使微动蜗轮与主轴蜗杆离开），顺时针（或反时针）转动手轮1，使主尺（标尺）刻度指标于30mm左右（因为 M_2 镜至 G_1 镜距离大约是32mm，这样便于以后观察等厚干涉条纹用）。

（2）细调：在测量过程中，只能动微动装置即鼓轮3，而不能动用手轮1。方法是在将手柄由"开"转向"合"的过程，迅速转动鼓轮3，使鼓轮3的蜗轮与粗动手轮的蜗杆啮合，这时3轮动，便带动1的转动。这可以从读数窗口上直接看到。

（3）调零：为了使读数指示正常，还需"调零"。其方法是：先将鼓轮3指示线转到和"0"刻度对准（此时，手轮也跟随转，读数窗口刻度线轴随着变，这没关系）；然后再动手轮，将手轮1转到1/100mm刻度线的整数线上（此时鼓轮3并不跟随转动，即仍指原来"0"位置），"调零"过程就完毕。

（4）消除回程差：目的是使读数准确。上述三步调节工作完毕后，并不能马上测量，还必须消除回程差（所谓回程差是指如果现在转动鼓轮与原来"调零"时鼓轮的转动方向相反，则在一段时间内，鼓轮虽然在转动，但读数窗口并未计数，因为此时反向后，蜗轮与蜗杆的齿并未啮合靠紧）。方法是：首先认定测量时是使程差最大（顺时针方向转动3）或是减小（反时针转动3），然后顺时针方向转动3若干周后，再开始记数，测量。

6. 光源的调整

（1）开启 He-Ne 激光器，将阴极发出的红光，以45°角入射于迈克尔逊仪的 G_1 板上（用目测来判断）。

（2）在光源 S 与 G_1 板之间，安放凸透镜，作"扩束"用（目的是均匀照亮 G_1 板，便于观看条纹，注意：等高、共轴）。

[实验仪器]

SM-100型迈克尔逊干涉仪，He-Ne激光器、扩束镜。

[实验内容]

1.观察非定域干涉现象

在了解迈克尔逊干涉仪的调整和使用方法之后才可以进行以下操作。

（1）使He-Ne激光束大致垂直于M_2，调节激光器高低左右，使反射回来的光束按原路返回。

（2）拿掉观察屏，可看到分别由M_1和M_2反射到屏的两排光点，每排四个光点，中间有两个较亮，旁边两个较暗。调节M_2背面的三个螺钉，使两排中的两个最亮的光点大致重合，此时M_1和M_2大致垂直。这时一般观察屏上就会出现干涉条纹。

（3）调节M_2镜座下两个微调螺钉2、4，直至看到位置适中、清晰的圆环状非定域干涉条纹。

（4）轻轻转动微动手轮3，使M_1前后平移，可看到条纹的"冒出"或"缩进"，观察并解释条纹的粗细、密度与e的关系。

2.测量He-Ne激光的波长

（1）读数刻度基准线零点的调整。将微动鼓轮3沿某一方向旋至零，然后以同一方向转动手轮1使之对齐某一刻度，以后测量时使用微动鼓轮须以同一方向转动。值得注意的是，微动鼓轮有反向空程差，实验中如需反向转动，要重新调整零点。

（2）慢慢转动微动鼓轮，可观察到条纹一个一个地"冒出"或"缩进"，待操作熟练后开始测量。记下粗动鼓轮和微动鼓轮上的初始读数e_0，每当"冒出"或"缩进"$\Delta N = 50$个圆环时记下e_i，连续测量9次，记下9个e_i值，每测一次算出相应的$\Delta e = \left| e_{i+1} - e_i \right|$，以检验实验的可靠性。

3.观察等厚干涉的变化

在利用等倾干涉条纹测定He-Ne激光波长的基础上，继续增大或减少光程差，使$e \rightarrow 0$（即转动微动鼓轮3，使M_1镜背面或接近G_1镜时，使M_1、G_1镜的距离逐渐等于M_2、G_1镜之间的距离），则逐渐可以看到等倾干涉条纹的曲率由大变小（条纹慢慢变直），再由小变大（条纹反向弯曲又成等倾条纹）的全过程。

4.观察白光彩色条纹

在观察等厚干涉过程中，当$e = 0$时出现等厚干涉，此时关闭He-Ne激光器，利用白光（手电筒的光）代替，慢慢转动微动鼓轮3，则可以在光屏上慢慢看到彩色条纹，其中间一条呈黑（或亮）色，两旁视见度由强到弱地等距离地分布有十多条由"紫→红"等的彩带。

[数据与结果]

（1）记录 M_1 的位置并用逐差法计算 M_1 移动的距离 Δd、He-Ne 激光的波长 λ 将数据填入表8-1。

表8-1　数据记录

"冒出"或"缩进"的条纹数 ΔN	M_1 的位置读数 d（cm）	M_1 移动的距离 Δd（cm）	
50	$d_0=$	$\Delta d_0 = d_5 - d_0$	
50	$d_1=$	$\Delta d_1 = d_6 - d_1$	
50	$d_2=$	$\Delta d_2 = d_7 - d_2$	$\lambda = \dfrac{2\Delta \bar{d}}{5\Delta N} =$
50	$d_3=$	$\Delta d_3 = d_8 - d_3$	
50	$d_4=$	$\Delta d_4 = d_9 - d_4$	
50	$d_5=$		
50	$d_6=$		
50	$d_7=$	$\Delta \bar{d} = \sum\limits_{i=0}^{4} \Delta d_i =$	
50	$d_8=$		
50	$d_9=$		

（2）将结果与公认值（632.8nm）比较，并计算其相对误差。

[思考题]

（1）迈克尔逊干涉仪是怎么产生两相干光的？其光程差和什么因素有关？

（2）迈克尔逊干涉仪的光路调整的要求是什么？为什么？

（3）如何避免测量过程中的空程差？为什么要进行多次测量？

（4）是否所有圆条纹都是等倾干涉？你能举出哪些圆形条纹不是等倾干涉吗？

实验九 光的等厚干涉

等厚干涉是薄膜干涉的一种。当薄膜层的上下表面有一很小的倾角时，从光源发出的光经上下表面反射后在上表面附近相遇时产生干涉，并且在厚度相同的地方形成同一干涉条纹，这种干涉就叫等厚干涉。其中牛顿环和劈尖是等厚干涉中两个最典型的例子。光的等厚干涉原理在生产实践中具有广泛的应用。它可用于检测透镜的曲率，测量光波波长，精确地测量微小长度、厚度和角度，检验物体表面的光洁度、平整度等。

[实验目的]

（1）观察光的等厚干涉现象，了解等厚干涉的特点。

（2）学习用干涉方法测量平凸透镜的曲率半径和微小厚度。

（3）学习用逐差法处理数据。

[实验仪器]

读数显微镜，钠光灯，牛顿环仪，玻璃片，纸片。

[实验原理]

1.牛顿环

取一块曲率半径较大的平凸玻璃，以其凸面放在一块光学平板玻璃上，这样平凸玻璃的凸面和平板玻璃的上表面之间形成了一个空气薄层。其厚度由中心到边缘逐渐增加，当平行单色光垂直照射到牛顿环上，经空气薄膜层上、下表面反射的光在凸面处相遇将产生干涉（图9-1）。其干涉图样是以玻璃接触点为中心的一组明暗相间的圆环，即牛顿环干涉图样（图9-2）。

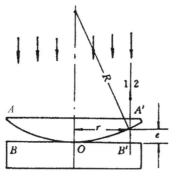

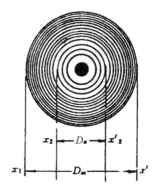

图9-1 平行单色垂直照射牛顿环示意图　　　图9-2 牛顿环干涉图样

如图9-1所示，设平凸玻璃面的曲率半径为R，与接触点O相距为r处的空气薄层厚度为e，那么由几何关系：

$$R^2 = (R-e)^2 + r^2 = R^2 - 2Re + e^2 + r^2$$

因$R \gg e$，所以e^2项可以被忽略，有

$$e = \frac{r^2}{2R} \qquad (9-1)$$

现在考虑垂直入射到r处的一束光，它经薄膜层上下表面反射后在凸面处相遇时其光程差

$$\delta = 2e + \lambda/2$$

其中$\lambda/2$为光从平板玻璃表面反射时的半波损失，把式（9-1）代入得：

$$\delta = \frac{r^2}{R} + \frac{\lambda}{2} \qquad (9-2)$$

由干涉理论，产生暗环的条件为

$$\delta = (2K+1)\frac{\lambda}{2} \quad (K=0,\ 1,\ 2,\ 3,\ \cdots) \qquad (9-3)$$

从式（9-2）和式（9-3）可以得出，第K级暗纹的半径：

$$r_K^2 = KR\lambda \qquad (9-4)$$

所以只要测出r_K，如果已知光波波长λ，即可求出曲率半径R。反之，已知R也可由式（9-4）求出波长λ。在实际测量中，由于两块玻璃接触处不是一个理想的点，所以干涉图样中心为一暗斑。或者空气层中有微小尘粒引起光程的改变，使干涉图样中心有可能是一个亮斑，以上两种情况将产生暗纹半径的测量和干涉级次确定的不准确性。但可以通过测量两个暗环的直径的平方差的办法加以消除。

由式（9-4），第m环暗纹和第n环暗纹的直径可表示为：

$$D_m^2 = 4(m+x)R\lambda \qquad (9-5)$$

$$D_n^2 = 4(n+x)R\lambda \qquad (9\text{-}6)$$

式中，$m+x$ 和 $n+x$ 为 m 环和 n 环的干涉级次，x 为空气层中尘粒引起光程改变而产生的干涉级次的变化量。

把式（9-5）和式（9-6）相减得到：

$$D_m^2 - D_n^2 = 4(m-n)R\lambda$$

则曲率半径

$$R = \frac{D_m^2 - D_n^2}{4(m-n)\lambda} \qquad (9\text{-}7)$$

从式（9-7）可知，只要测出第 m 环和第 n 环直径以及数出环数差 $m-n$，就无须确定各环的级数了，且避免了圆心无法准确确定的困难。

2.劈尖

两块平板玻璃，使其一端平行相接，另一端夹入一纸片（或待测样品），这样两块平板玻璃之间形成了一个具有一微小倾角和劈形的空气薄层，这一装置就称为劈尖，如图9-3所示。

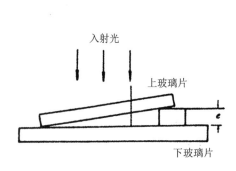

图9-3　劈尖

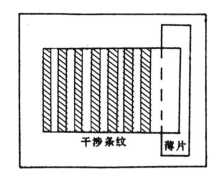

图9-4　干涉条纹

当有平行光垂直照射时，空气薄层上下表面反射光产生干涉，从而形成明暗交替间隔相等的干涉条纹（图9-4）。其中第 K 级暗纹的光程差满足

$$\delta = 2e_K + \frac{\lambda}{2} = (2K+1)\frac{\lambda}{2} \quad (K=0,\ 1,\ 2,\ \cdots)$$

当 $K=0$ 时，$e_K=0$ 即为两玻璃接触端。

设纸片处干涉级次为 N，由于两暗纹间的厚度差为 $\Delta e = \lambda/2$，纸片厚度为 $e_N = \lambda/2N$。所以只要测出干涉图样中总的条纹数 N，即可算出纸片厚度，但实际上 N 数值往往很大不易数出，通常我们只要测出10条条纹的间隔 L_{10} 和玻璃片交线到纸片的距离 L，就可算出总的条纹数

$$N = \frac{10}{L_{10}} \times L$$

所以 $e_N = 5\lambda \times \dfrac{L}{L_{10}}$

已知 λ，即可求出 e_N。

[实验仪器]

读数显微镜，钠光灯，牛顿环仪，玻璃片，纸片。

[实验内容]

1.观察牛顿环的干涉图样

（1）调整牛顿环仪的三个调节螺丝，把自然光照射下的干涉图样移到牛顿环仪的中心附近。注意调节螺丝不能太紧，以免中心暗斑太大甚至损坏牛顿环仪。

把牛顿环仪置于显微镜的正下方（图9-5），调节读数显微镜上45°角半反射镜P的位置，直至从目镜中能看到明亮的均匀光照。

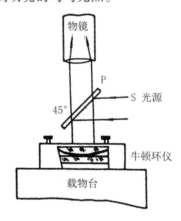

图9-5　牛顿环仪放置方式

（2）调节读数显微镜的目镜，使十字叉丝清晰，自下而上调节物镜直至观察到清晰的干涉图样。移动牛顿环仪，使中心暗斑（或亮斑）位于视域中心，调节目镜系统，使叉丝横丝与读数显微镜的标尺平行，消除视差，并观测待测的各环左右是否都在读数显微镜的读数范围之内。

2.测量牛顿环的直径

（1）选取要测量的 m 和 n 各五个条纹，如取 m 为 32,30,28,26,24 五个环，n 为 22,20,18,16,14 五个环。

（2）转动鼓轮，先使镜筒向左移动，顺序数到35环，再向右转到32环，使叉丝尽量对准干涉条纹的中心，记录读数。然后继续转动测微鼓轮，使叉丝依次与

30，28，26，24，22，20，18，16，14环对准，顺次记下读数。再继续转动测微鼓轮，使叉丝依次与圆心右14，16，18，20，22，24，26，28，30，32环对准，也顺次记下各环的读数。注意在一次测量过程中，测微鼓轮应沿一个方向旋转，中途不得反转，以免引起回程差。

3.调整并观测劈尖的干涉图样

(1) 把两块玻璃片一端平行相接，并使下玻璃片略微向前伸出，两玻璃片的交线尽量与端线平行，在另一端夹入平整纸片，使纸片的边线尽量与端线平行，并让玻璃片边线与读数显微镜标尺平行，放于物镜正下方。

(2) 转动显微镜上的45°角半反射片，使目镜中看到的视场均匀明亮，注意显微镜底座的反射镜不能有向上的反射光。自下而上调节目镜直至观察到清晰的干涉图样，移动劈尖使条纹与叉丝的竖线平行，并消除视差。

(3) 测10条条纹的间距 L_{10}：以某一条纹为 L_x，记下读数显微镜读数，数过10条测出 L_{m+10}，则 $L_{10} = \left| L_{m+10} - L_{10} \right|$。

(4) 测 N 条条纹的总间距 L：测出玻璃片接触处的读数 L_0，再测出纸片夹入处的读数 L_N（图9-4），则 $L_N = \left| L_N - L_0 \right|$。

(5) 重复测量 L 和 L_{10} 各五次。

[数据与结果]

1.测量平凸透镜的曲率半径

(1) 将测量数据填入表9-1，并计算平均值 $\overline{D_m^2 - D_n^2}$。

表9-1　测量数据(一)

环　数			D_m (mm)	环　数			D_n (mm)	$D_m^2 - D_n^2$	$\Delta(D_m^2 - D_n^2)$
m	左	右		n	左	右			

(2) 确定平凸透镜凸面曲率半径的最佳值 $\bar{R}$ 和不确定度 ΔR。

曲率半径的最佳值 $\bar{R} = \dfrac{\overline{D_m^2 - D_n^2}}{4(m-n)\lambda}$

$$\Delta_A = S_{D_m^2 - D_n^2} = \sqrt{\frac{\sum[(D_m^2 - D_n^2)_i - \overline{(D_m^2 - D_n^2)}]^2}{K - 1}} \quad (\text{本实验}K=5)$$

$$\Delta(D_m^2 - D_n^2) \approx \Delta_A$$

$$\Delta_R = \frac{\Delta(D_m^2 - D_n^2)}{4(m - n)\lambda}$$

（3）写出实验结果：$R = \bar{R} \pm \Delta R$（mm）并做分析和讨论。

2.测量薄片的厚度

（1）将数据填入表9-2，并计算L_{10}和L的平均值。

表9-2　测量数据（二）　　　　　　　（单位:mm）

测量数据	L_{m+10}	L_m	$L_{10} = \|L_{m+10} - L_m\|$	L_N	L_0	$L = \|L_N - L_0\|$
第1次						
第2次						
第3次						
第4次						
第5次						

（2）计算纸片厚度e的最佳值$\bar{e}$和不确定度Δe（要求考虑仪器误差）。

（3）写出实验结果：$e = \bar{e} \pm \Delta e$（mm），并做分析和讨论。

[思考题]

（1）牛顿环干涉条纹形成在哪一个面上？产生的条件是什么？

（2）牛顿环的中心在什么情况下是暗的？在什么情况是亮的？

（3）本实验装置是如何使等厚条件得到近似满足的？

（4）实验中为什么用测量式 $R = \dfrac{D_m^2 - D_n^2}{4(m - n)\lambda}$，而不用更简单的$R = \dfrac{r_k^2}{K\lambda}$函数关系式求出$R$值？

（5）在本实验中若遇到下列情况，对实验结果是否有影响？为什么？

①牛顿环中心是亮斑而非暗斑；

②测各个D_m时，叉丝交点未通过圆环的中心，因而测量的是弦长而非真正的直径。

（6）在测量过程中，读数显微镜为什么只能单方向前进，而不准后退？

[附录]

一、低压钠灯

低压钠灯是利用钠蒸气弧光放电而发光的。当管壁温度为260℃时，管内钠蒸压为3×10^{-3}torr，而589.0nm和589.6nm两条线最强可达85%，其他只有15%，因此钠光灯光效率高，一般比荧光灯高出四倍，每瓦可得到300流明（Im）。

钠灯要用氖作填充气体才能得到最高光效率，主要是因为氖作填充气体的体积损耗正好得到所需的管壁温度。

低压钠光灯使用注意：钠光灯在额定电压下点燃时应配合符合灯管要求的限流器，否则灯将烧坏。使用完毕，须待冷却后方可拿动。避免金属钠流动而影响灯的性能。

二、光学实验基本常识

这里介绍光学实验中经常用到的基本常识，初学者在做光学实验以前应认真阅读以下内容，并且在实验中遵守有关规则和灵活运用有关知识。

（一）光学元件和仪器的维护

透镜、棱镜等光学元件，大多数是用光学玻璃制成的。它们的光学表面都经过仔细的研磨和抛光，有些还镀有一层或多层薄膜。对这些元件或其材料的光学性能（如折射率、反射率、透射率等）都有一定的要求，而它们的机械性能和化学性能可能很差，若使用和维护不当，则会降低光学性能甚至损坏报废。造成损坏的常见原因有摔坏、磨损、污损、发霉、腐蚀等。为了安全使用光学元件和仪器，必须遵守以下规则：

（1）在了解仪器的操作和使用方法后方可使用。

（2）轻拿轻放，勿使仪器或光学元件受到冲击或震动，特别要防止摔落。不使用的光学元件应随时装入专用盒内并放在桌子的里侧。

（3）切忌用手触摸元件的光学表面。如必须用手拿光学元件时，只能接触其磨砂面，如透镜的边缘、棱镜的上下底面等。

（4）光学表面如有灰尘，用实验室专备的干燥脱脂棉轻轻拭去或用橡皮球吹掉。

（5）光学表面若有轻微的污痕或指印，用清洁的镜头纸轻轻拂去，但不要加压擦拭，更不准用手帕、普通纸片、衣服等擦拭。若表面有较严重的污痕或指印，应由实验室人员用丙酮或酒精洗。所有镀膜面均不能触碰或擦拭。

（6）防止唾液或其他溶液溅落在光学表面上。

（7）调整光学仪器时，要耐心细致，一边观察一边调整，动作要轻，严禁盲目及粗鲁操作。

（8）仪器用毕应放回箱（盒）内或加罩，防止灰尘沾污。

（二）消视差

　　光学实验中经常要测量像的位置和大小。经验告诉我们，要测准物体的大小，必须将量度标尺与被测物体紧贴在一起。如果标尺远离被测物体，读数将随眼睛的位置不同而有所改变，难以测准。可是在光学实验中被测物往往是一个看得见摸不着的像，怎么才能确定标尺和待测像是紧贴在一起的呢？利用"视差"现象可以帮助我们解决这个问题。为了认识"视差"现象，读者可做一简单实验：双手各伸出一只手指，并使一指在前一指在后，相隔一定距离，且两指互相平行。用一只眼睛观察，当左右（或上下）晃动眼睛时（眼睛移动方向应与被观察手指垂直），就会发现两指间有相对移动，这种现象称为"视差"。而且还会看到，离眼近者，其移动方向与眼睛移动方向相反；离眼远者则与眼睛移动方向相同。若将两指紧贴在一起，则无上述现象，即无"视差"。由此可利用视差现象来判断待测像与标尺是否紧贴。若待测像和标尺间有视差，说明它们没有紧贴在一起，则应该稍稍调节像或标尺位置，并同时微微晃动眼睛观察，直到它们之间无视差后方可进行测量。这一调节步骤，我们常称之为"消视差"。在光学实验中，"消视差"常常是测量前必不可少的操作步骤。

实验十　单缝衍射

衍射和干涉一样，也是波动的重要特征之一。波在传播过程中遇到障碍物时，能够绕过障碍物的边缘前进，这种偏离直线传播的现象称为波的衍射现象。

[实验目的]

（1）理解单缝衍射现象的产生原理。
（2）掌握单缝衍射现象与缝宽等参数之间的关系。
（3）测量单色光的波长。
（4）巩固衍射概念，加深对光的波动性的理解。

[实验仪器]

20V交流电源、单色钠光源、测微望远镜、单缝帽套、读数显微镜。

[实验原理]

光具有微粒性，又具有波动性，光的衍射现象就是光的波动性的体现。平行光经物体衍射后在无穷远的光屏上所生成的衍射称之为夫琅禾费衍射。如图10-1所示，S是单色光源，刚好位于透镜L_1的左焦点上，它射出的光经透镜L_1后形成平行光。D是垂直于入射光线的平板，AB是板中的长直狭缝，其方向与纸面垂直，缝宽为a。光波到达狭缝时，波阵面上各点都是新的波源，向各个方向发射子波。各个子波源发出的一束平行光（衍射角为θ），经透镜L_2会聚在光屏的P处。

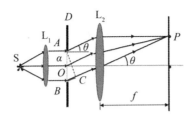

图 10-1　单缝衍射

如果满足远场条件，即光源离狭缝很远且接收屏离狭缝足够远，狭缝前后也可以不用透镜。如图 10-2 所示，如果 $\theta=0$，平行光从 AB 出发时相位相同，这些光线会聚在正对狭缝中心的 P_0 处，因为 AO 和 BO 部分发出的光线具有对称性，到达 P_0 处产生干涉，在屏中心出现平行于狭缝的第零级中央亮条纹。

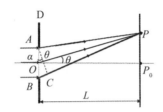

图 10-2　半波带法

如果 $\theta \neq 0$，从 AB 上不同点出发的光到达光屏上会聚点 P 的光程差越来越大。作 AC 垂直于光束 BP，可以近似认为从 AC 面上各点到会聚点的光程都相等，但光线从狭缝 AB 到 AC 的光程是不同的，其中最大光程差 $BC=a\sin\theta$。当 BC 等于一个波长时，则从 A 点和 O 点发出的光，光程差就是半个波长，在 P 点相遇互相抵消。同理，因为 $OA=OB$，OA 中的一点，肯定可以在 OB 中找到一点与之相对应，使得两点发出的光线的光程差相差半个波长。这样的结果是：衍射角为 θ 的平行光在屏上 P 点都相互抵消，P 点的光强为零。这是中央亮带两侧的第一级暗条纹。由图可知，

$$\sin\theta = \frac{BC}{a} = \frac{\lambda}{a}$$

因衍射角 θ 比较小，上式也可写为

$$\theta = \frac{BC}{a} = \frac{\lambda}{a} \tag{10-1}$$

对式（10-1）进行推广，形成中央亮带两侧的第 K 级暗条纹的光的衍射角为

$$\theta = \frac{BC}{a} = \frac{K\lambda}{a} \quad (K=1,\ 2,\ 3,\ \cdots) \tag{10-2}$$

如图 10-2，对于中央亮带一侧的第 m 条暗条纹和另一侧的第 n 条暗条纹，到中

央亮带的距离分别为 X_m 和 X_n，两暗条纹间距离为 I，透镜到光屏距离为 L，则

$$\theta = \frac{m\lambda}{a} + \frac{n\lambda}{a} = \frac{(m+n)\lambda}{a} \tag{10-3}$$

$$\tan\theta \approx \theta = \frac{I}{L} \tag{10-4}$$

联立式（10-3）和式（10-4）得

$$\lambda = \frac{aI}{(m+n)L} \tag{10-5}$$

实验中所用到的单缝衍射仪由单缝帽套、测微望远镜和单色光源三部分组成。单缝帽套套在望远镜的物镜前，测微望远镜安装在底座上，单色光源是钠光光源，钠光灯的灯罩是八面柱体，每面开有一条狭缝，每一条狭缝即为一个光源。

[实验内容]

（1）将单色钠光源放置在实验室中心或靠墙放置，这样有利于节约实验室面积，也可以减小光源的数量。单缝衍射仪离光源约1. 5m到2m，这样光源可以看作平行光源，以满足夫琅和费衍射的条件。

（2）调节钠光灯的灯罩位置，使狭缝刚好落在钠光灯的最亮部位。然后调节光源的高度，使光源上的狭缝和单缝衍射仪等高。

（3）接通钠光灯电源，预热10min。

（4）取下单缝衍射仪单缝帽套，移动仪器底座，使测微望远镜正对光源狭缝，并能在测微望远镜中看到狭缝的像。

（5）调节测微望远镜倾斜角微调螺栓，使像落在测微目镜的中间。再调节测微目镜调焦镜，使十字叉丝清晰。

（6）调节单缝衍射仪调焦手轮，使狭缝像清晰。从读数窗口读出 ΔL。注意：$L = L_0 + \Delta L$，其中 L 是狭缝到光屏之间的距离，L_0 是狭缝到光屏的初始长度，大小为125mm，ΔL 是因调焦而使 L_0 伸长或缩短的长度。

（7）将单缝帽套套在测微望远镜物镜上，使单缝成垂直状。拧紧帽套固定手轮，调节单缝宽度调节手轮使狭缝有合适的宽度（0.6~1mm），这时在测微目镜中会看到清晰的衍射图像。

（8）调节测微目镜读数鼓轮，使十字叉丝和左边第 m 条暗条纹重合，从测微目镜读数鼓轮上读出读数 I_m，再使十字叉丝和右边第 n 条暗条纹重合，读出读数 I_n，然后计算出两条暗条纹之间的距离 $I = |I_m - I_n|$。

（9）轻轻取下单缝帽套，注意切勿使缝宽 a 发生改变。用读数显微镜测出缝宽 a。

（10）根据公式 $\lambda = \dfrac{aI}{(m+n)L}$ 即可计算出单色光的波长 λ 值。

[实验数据与结果]

（1）缝到屏的距离 $L = L_0 + \Delta L = 125 + $ _____ = _____ mm。

（2）测量暗条纹间距，将数据填入表10-1。

表10-1　数据记录

测量次数	I_m	I_n	$I = \left| I_m - I_n \right|$	$\bar{I}$（mm）
第1次				
第2次				
第3次				

（3）缝宽 $a = \left| X_{左} - X_{右} \right| = \left|$ _____ - _____ $\right| = $ _____ mm。

（4）计算 $\lambda = \dfrac{aI}{(m+n)L} = $ _____ nm。

[思考与讨论]

（1）当狭缝太宽、太窄时将会出现什么现象？为什么？

（2）光的强弱与衍射图像有否必然的联系？

（3）有哪些因素引起误差？

实验十一　声速的测量

声波是一种在弹性介质中传播的纵波，频率小于20Hz的称为次声波，20Hz～20kHz的称为可闻声波（可以被人们听到），高于20kHz的称为超声波。声速是描述声波在媒介中传播的特性的一个基本物理量。通过测量声速，可以了解媒质的特性和状态变化。

超声波具有波长短、定向性强且无噪音等优点，因此实验上一般通过测量超声波的速度来确定声速。超声波在医学诊断、无损检测、测距等方面应用也很广泛。

本实验利用压电陶瓷制成的换能器来发射和接受超声波信号，并借助示波器测定超声波传播的速度。测量声速的方法有共振干涉法、相位法和时差法。本实验主要利用时差法来进行声速的测定。

[实验目的]

（1）掌握示波器、信号源和声速测定仪的使用，并且学会利用时差法测量声速。

（2）通过测定声波在固体、液体、气体中的传播速度，了解声波的特点。

（3）掌握逐差法和作图法处理数据，学习误差分析和结果讨论。

[实验仪器与器材]

示波器、信号源和声速测定仪。

[实验原理]

时差法测声速的基本原理是基于公式：速度(v)＝距离(L)/时间(t)，通过在已知的距离内测量声波传播的时间，从而计算出声波的传播速度。调整声速测定仪的发射和接收端的距离为L，由信号源产生脉冲超声波信号并且通过换能器输入到声速测定仪的发射端，经过时间t，超声波信号到达距离L处的接收端，接收到的脉冲信号通过换能器进入信号源的接收端，最后通过示波器可以显示正弦波形式的超声波信号。通过读取示波器上的显示的时间和声速测定仪中的距离，可以计算出声波在某一介质中的传播速度（图 11-1）。

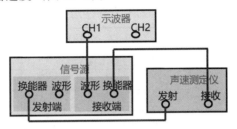

图 11-1　声速测量连接示意图

[实验内容]

1.空气中的声速测定

（1）按照图 11-1 连接实验电路，将信号源面板上的"测试方法"选为"脉冲波"。

（2）确保两个换能器平行，调节换能器之间的距离 $L = 80\sim120\text{mm}$。

（3）调节"接收增益"，使得示波器显示的输出信号的振幅在 $5\sim7$ 格。

（4）记录此时的距离 L_1 和时间 t_1（时间从信号源的显示窗口读取）。

（5）改变接收换能器的距离，调节"接收增益"使输出信号幅度保持一致，记录此时的距离 L_2 和时间 t_2。

（6）重复步骤 5，保持每次移动的距离不变，依次记录距离 L_i 和时间 t_i，得到 $6\sim8$ 组实验点。

2.固体中的声速测定

（1）类似于气体的情形。

（2）在固体圆柱体两面均匀涂抹上耦合剂。

（3）再将该圆柱固定在两个换能器中间，防止掉落。

（4）调节"接收增益"，使得示波器显示的信号振幅在 $5\sim7$ 格。

（5）记录此时的距离 L_1 和时间 t_1。

（6）逐个增加同类型的圆柱体，再调节幅度后，分别记录下新的距离 L_i 和时间 t_i，得到 $2\sim3$ 组实验点。

[数据记录与处理]

室温下声速参考范围：空气：$<340\text{m/s}$；有机玻璃：$2000\sim2600\text{m/s}$；

铝：5100～6400m/s。

1.逐差法处理数据

将数据填入表11-1。

表11-1　数据记录(一)

项目	测量结果							
	第1次	第2次	第3次	第4次	第5次	第6次	第7次	第8次
距离 L_i								
时间 t_i								
声速 v_i								

假设测量次数为 $2n$，那么平均声速

$$\bar{v} = \frac{\sum_{i=1}^{n}\left(L_{n+i}-L_i\right)}{n^2}$$

绝对误差：$\Delta v = v_i - \bar{v}$。

相对误差（结果以百分比表示）：

$$E = \frac{\left|v_i - \bar{v}\right|}{\bar{v}}$$

表11-2　数据记录(二)

项目	测量结果							
	第1次	第2次	第3次	第4次	第5次	第6次	第7次	第8次
Δv								
E								

2.作图法处理数据

以距离 L_i 为纵坐标，时间 t_i 为横坐标，在纸上或者利用科学画图软件作图，连接数据点后可以得到一条直线，其拟合后的斜率即为平均声速 $\bar{v}$。

[思考讨论]

(1) 超声波在空气、液体和固体中的传播速度有什么特点？

(2) 为什么要保持两个换能器平行？

(3) 实验过程中移动换能器的位置，为什么要等间距变化？

(4) 为什么要调节"接受增益"到合适的振幅？

(5) 为什么不直接用 L/t 求声速，而使用时差法？

(6) 逐差法处理数据有什么优点？

实验十二　光电综合实验

[实验目的]

（1）了解红外发光二极管（红外 LED）的发光特性，测量和掌握不同照度下光敏二极管的光电特性和伏安特性。

（2）了解光敏电阻的电阻特性，掌握光敏电阻的伏安特性及其随光照强度的变化规律。

（3）了解光电位置敏感元件（PSD）的原理，测定并掌握 PSD 的光电特性和位置敏感特性。

（4）了解硅光电池的工作原理，掌握硅光电池的短路电流、开路电压等特性及其随光强而变化的规律。

[实验仪器]

光电传感器实验仪。

[实验原理]

1.光敏二极管特性的测量

光敏二极管是一种光电效应器件，可以应用于光伏和光电导工作模式，主要用于可见光及红外光谱区。通常是在反偏置条件下工作，即光电导工作模式，这样可以减少光生载流子渡越时间及结电容，获得较宽的线性输出和较高的响应频率。

实验过程中通过改变环境光照强度和反偏电压，测定通过光敏二极管的光电流大小，从而获得其在不同光照强度和不同反偏电压下的光电特性及伏安特性，得到相应的关系曲线。

2.光敏电阻特性及参数测量

光敏电阻是最典型的光电效应器件，即其电导率随光照强度而发生变化。半导体光电导器件是利用半导体材料的光电导效应制成的光电探测器件。本实验旨在测定光敏电阻在不同光照环境下的电阻值，并测定其伏安特性随光照强度的变化规律。

3.PSD特性参数测量

PSD元件是一种对入射在光敏面上的光点位置敏感的光电器件。其输出光电流信号与光点在光敏面上的位置有关，且与光的聚焦无关，只与光的能量重心有关，此即PSD的位置敏感特性。此外，PSD的总输出光电流大小随光照强度而增大。

4.硅光电池的光电特性测量

硅光电池是一种利用光生伏特效应的p-n结光电器件，不需加偏压即可把光能转换成为电能。硅光电池的短路光电流与光照度（光通量）成线性关系，而开路电压与光照度的对数成正比。本实验旨在测定硅光电池的短路电流和开路电压及其变化规律。

[实验步骤]

1.光敏二极管特性的测量

硅光电池是一种利用光生伏特效应的p-n结光电器件，不需加偏压即可把光能转换成为电能。硅光电池的短路光电流与光照度（光通量）成线性关系，而开路电压与光照度的对数成正比。本实验旨在测定硅光电池的短路电流、开路电压及其变化规律。

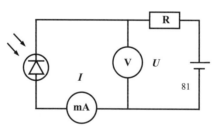

图12-1 光敏二极管特性测量电路

（1）按图12-1所示连接各元件和单元。检查接线无误后，开启稳压电源。

（2）光电特性测量。在某一电压 U（如5V电源）时，用电流表测定电流随光照强度 Φ（如暗处、日光灯照射、手电筒照射、激光照射等）的变化情况，记录测定的数据，将测得的结果填入表12-1。注意：激光器的距离有关，手电筒的放置距离有关。

（3）伏安特性测量。在某一光照下，改变电压 U 的大小（如 0.5,1.0,1.5,2.0, 2.5,3.0,3.5,4.0,4.5,5.0V 等，可用面板上的"电机控制 1"或"电机控制 2"单元分压获得，即 Vin 端接入 +5V，调节旋钮，获得不同的 Vout 端电压，后同），用毫安表测定电流的变化，数字电压表测定 U 值，记录测定的数据；改变光照强度（如日光灯照射、手电筒照射、激光照射等），重复测量电流随电压的变化情况。

注意：施加的电压尽量不要超过 5V。不能过分用力地插入或拔出接插线，因为这可能导致部分插孔松动，造成实验结果的不准确。请仔细插入或拔出接插线（后同）。

2.光敏电阻特性及参数测量

（1）光敏电阻的暗、亮电阻测定。如图 12-2 所示，用万用表从光敏电子两端测定它在不同光照条件下的电阻值，将测得的结果填入表 12-2。

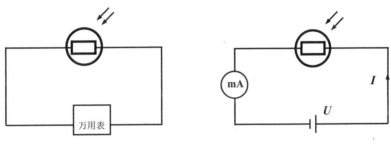

图 12-2　暗、亮电阻的测定　　　　图 12-3　伏安特性测量电路

（2）光敏电阻伏安特性测定。按图 12-3 所示连接各元件和单元，检查连接无误后，开启电源。用一挡光物（如黑纸片或瓶盖）遮住光敏电阻（视为全暗），分别接插不同的电压 U 值（可调电压的获取：通过面板"电机控制 1"或"电机控制 2"的 Vin 输入 5V，Vout 可输出如 0.5, 1.0, 1.5, 2.0, 2.5, 3.0, 3.5, 4.0, 4.5, 5.0V 等不同电压值），利用电流表测定流过光敏电阻的电流值 I，数字电压表测定 U 值，将测得的结果填入表 12-3。改变光敏电阻的光照强度（如全暗、日光灯、手电筒、激光照射），重复测定 I 与 U 的关系，画出伏安特性关系曲线图。

（3）分析上述测量结果，进一步了解光敏电阻的光敏特性，掌握其中的变化规律。

3.PSD 特性参数测量实验

按图 12-4 所示电路将 PSD 元件的上端和下端与数字电流表相连。检查无误后开启稳压电源。将激光器插头连接到"激光器"单元 out 端，将之点亮，手持激光器，将激光器的激光束照射到 PSD 上，使光斑从上（左）至下（右）沿光敏面移动，在此过程中记录电流表的读数，将光电流的变化情况填入表 12-4。

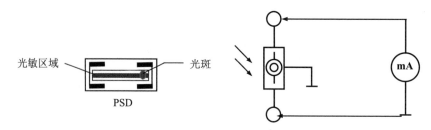

图12-4 PSD位置敏感特性测量电路

4.硅光电池的光电特性测量实验

（1）短路电流测定。按图12-5所示连接各单元。用电流表测定硅光电池在不同光照下（全暗、日光等照射、手电筒照射、激光照射）时的短路电流大小，将结果记录至表12-5。

（2）开路电压测定。按图12-6所示连接各单元。用数字电压表测定硅光电池在不同光照下（全暗、日光等照射、手电筒照射、激光照射）时的开路电压大小，将结果记录至表12-6。

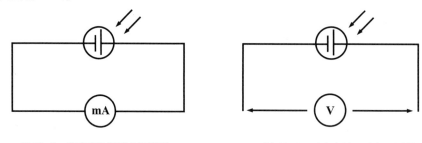

图12-5 硅光电池短路电流测量　　　　　图12-6 硅光电池开路电压测量

（3）分析考察硅光电池的短路电流和开路电压的变化规律。

[实验数据与结果]

（1）光敏二极管特性的测量，将数据填入表12-1。

表12-1 光敏二极管的光电特性（5V电源时）

光照状况 Φ	全暗	室内光照射	手电筒斜照射	手电筒正照射	激光照射
电流值 I（mA）					

注意:激光器的距离有关,手电筒的放置距离有关。

　　（2）光敏电阻特性及参数测量，将数据填入表12-2、表12-3，并在图12-7中画出光敏电阻的伏安特性曲线。

表12-2　光敏电阻的阻值变化(5V电源)

光照状况Φ	全暗	日光灯照射	手电筒斜照射	手电筒直照射	激光照射
光敏电阻值（kΩ）					

表12-3　光敏电阻的电流变化(5V电源)

光照状况Φ	全暗	室内光照射	手电筒斜照射	手电筒直照射	激光照射
电流值（mA）					

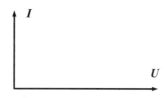

图12-7　光敏电阻的伏安特性

　　（3）PSD特性参数的测量，将数据填入表12-4。

表12-4　PSD的位置敏感特性(5V电源)

光斑位置	上（左）	中	下（右）
光电流（μA）			

　　（4）硅光电池的光电特性的测量，将数据填入表12-5、表12-6。

表12-5　硅光电池的短路电流(5V电源)

光照状况Φ	全暗	室内光照射	手电筒斜照射	手电筒直照射	激光照射
短路电流（mA）					

表12-6　硅光电池的开路电压

光照状况Φ	全暗	室内光照射	手电筒斜照射	手电筒直照射	激光照射
开路电压（V）					

实验十三　毛细管法液体黏滞系数的测量

黏滞性是液体的重要性质之一，表示为在稳定流动的液体中，由于各层液体的流速不同，互相接触的两层液体之间存在的黏滞力或内摩擦力的特性，黏液性在工程、生产技术、生物及医学领域有很重要的作用。例如，血液黏度的变化与许多心血管疾病有关。本实验使用奥氏黏度计，采用比较法测量液体的黏滞系数。相较于落球法测量液体的黏滞系数，比较法具有样品用量少、测量精度高、可测不同温度点等优点，特别适用于水、酒精、汽油、血浆、血清等黏滞系数较小的液体。

[实验目的]

（1）掌握泊肃叶公式的应用。
（2）掌握奥氏黏度计测量液体的黏滞系数的方法。
（3）学习比较法的测量原理和实验应用。

[实验仪器与器材]

FD-LSM-B型毛细管液黏滞系数测量实验主机、玻璃烧杯（底部放一磁性转子）、秒表、奥氏黏度计、加热器和温度传感器组成的恒温控制器、吸气橡皮球、移液器（图13-1）。

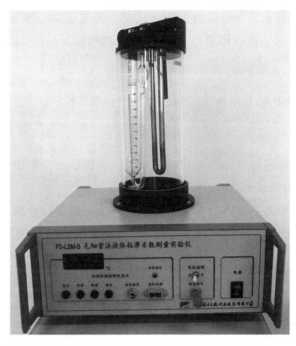

图 13-1 FD-LSM-B 型毛细管液体黏滞系数测量仪系统

[实验原理]

一切实际的液体都是具有黏滞性的，这表现在流体流动时，各流体层之间有摩擦力的作用。这种发生在流体内部的摩擦力称为内摩擦力。内摩擦力是分子之间的作用力和分子热运动产生的。内摩擦力的大小与流体层的面积大小、各层之间的速度梯度 $\dfrac{\mathrm{d}v}{\mathrm{d}x}$ 及流体本身的特性有关。

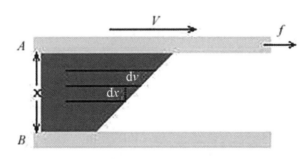

图 13-2 内摩擦系数与速度分布示意图

在图 13-2 中，设流体充满相距为 x 的两平行板 A 和 B 之间，板的面积为 S，B 板保持静止，以恒力 f 作用在 A 板表面切线方向。由于板表面所附着的流体与板间的流体有摩擦力存在，A板将由加速运动变为匀速运动，其速度为v，各层的速度分布如图13-2所示。此时作用力f的大小等于内摩擦力f'。实验证明，

$$f = \eta \frac{\mathrm{d}v}{\mathrm{d}x} S \tag{13-1}$$

式中，η为液体的黏滞系数。所以液体的黏滞系数η为，

$$\eta = \frac{f/S}{\mathrm{d}v/\mathrm{d}x} \tag{13-2}$$

黏滞系数的数值与流体性质和温度有关。在国际单位制中，黏滞系数的单位为帕斯卡·秒。1帕斯卡·秒 = 1牛顿·秒/米^2

测量液体黏滞系数的方法有很多，如落球法、扭摆法和圆筒转动法等，本实验则是采用毛细管法测量液体的黏滞系数。

设实际液体在半径R，长度为L的水平管中做稳定流动，取半径为$r(r < R)$为液柱，作用在液柱两端的压强差为$P_1 - P_2$，则推动此液柱流动的力为

$$F_1 = (P_1 - P_2)\pi r^2 \tag{13-3}$$

液体所受的黏滞阻力为，

$$F_2 = -\eta \frac{\mathrm{d}v}{\mathrm{d}r} 2\pi r L \tag{13-4}$$

设液体作稳定的流动，则有

$$F_1 = F_2$$

$$(P_1 - P_2)\pi r^2 = -2\pi r L \, \eta \frac{\mathrm{d}v}{\mathrm{d}r}$$

$$-\frac{\mathrm{d}v}{\mathrm{d}r} = \frac{P_1 - P_2}{2\eta L} r$$

对上式积分可得，

$$v = \frac{P_1 - P_2}{4\eta L}(R^2 - r^2) \tag{13-5}$$

在t秒钟内流经管内任一截面的液体体积为，

$$V = \int_0^R 2\pi r v t \mathrm{d}r = \frac{\pi R^4 (P_1 - P_2)}{8\eta L} t \tag{13-6}$$

上式即是<u>泊肃叶公式</u>，亦可改写为

$$\eta = \frac{\pi R^4 (P_1 - P_2)}{8VL} t \tag{13-7}$$

利用式（13-7）便可以计算出液体的黏滞系数。

奥氏黏度计结构如图13-3所示，由玻璃制成的U形连通管。使用时竖直放置。一定量的被测液体由 a 管注入，液面约在 b 球中部，测量时将液体吸入 c 球，液面高于刻线 m，让液体经 de 段毛细管自由向下流动。当液面经刻线 m 时，开始计时，液面下降至刻线 n 时停止计时。由 m、n 所划定的 c 球体积即为被测液体在 t 秒内流经毛细管的体积 V。推动液体流动的 $P_1 - P_2$，在这种情况下不再是外加压强，而是由被测液体在测量时两管的液面差所决定的。

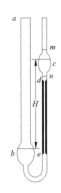

图13-3　奥氏黏度计

$$P_1 - P_2 = \rho g H \tag{13-8}$$

由此可得，

$$\eta = \frac{\pi R^4 g H}{8 V L} \rho t \tag{13-9}$$

在实际测量中，毛细管的半径 R、毛细管的长度 L 和 m、n 所划定的体积 V 都很难准确地测定，液面差 H 是随液体流动的时间而改变的，不是一个固定值。因此直接使用此公式来测量是十分不方便的，下面介绍比较法，即用同一支奥氏黏度计对两种液体进行测量，可得，

$$\eta_1 = \frac{\pi R^4 g H}{8 V L} \rho_1 t_1 \tag{13-10}$$

$$\eta_2 = \frac{\pi R^4 g H}{8 V L} \rho_2 t_2 \tag{13-11}$$

由于 R、V、L 都是定值，如果取用两种液体的体积也是相同的，则在测量开始和测量结束时的液面差 H 也是相同的。因此将两式相比，可得，

$$\frac{\eta_1}{\eta_2} = \frac{\rho_1 t_1}{\rho_2 t_2} \tag{13-12}$$

即

$$\eta_2 = \frac{\rho_2 t_2}{\rho_1 t_1} \eta_1 \tag{13-13}$$

若 η_1、ρ_1 和 ρ_2 为已知，则根据测得的 t_1 和 t_2 可算出 η_2 的值。

另外，应用奥氏黏度计还可以测量液体的表面张力系数，而且所用的样品量少，并且用一个仪器对同一个液体的黏滞系数和表面张力系数进行测量，给研究液体的性质带来了方便。

奥氏黏度计一边是口径稍大的玻璃管，另一边是直径很小的毛细管，这相当于一个毛细管插入广延液体中。

当液体静止时，由于毛细作用，液体会沿着毛细管上升一段高度 Δh。设表面张

力系数为 α_1，密度为 ρ_1 的标准液体在一定温度下，从 c 泡自由下降到静止状态时，即两边的力达到平衡时，右侧在毛细管 de 内的高度为 h_{01}，左侧在 b 处的高度为 h_1，其差值 $\Delta h_1 = h_{01} - h_1$，则有

$$\alpha_1 = \Delta h_1 r \rho_1 g/2 \tag{13-14}$$

同样，有相同体积的表面张力系数为 α_2，密度为 ρ_2 的待测液体，在同一温度下从 c 泡自由下降，达到平衡时，右侧在毛细管 de 内的高度为 h_{02}，左侧在 b 处的高度为 h_2，其差为 $\Delta h_2 = h_{02} - h_2$，则

$$\alpha_2 = \Delta h_2 r \rho_2 g/2 \tag{13-15}$$

式（13-14）和式（13-15）相除得到

$$\alpha_2 = \frac{\Delta h_2 \rho_2}{\Delta h_1 \rho_1} \alpha_1 \tag{13-16}$$

式（13-16）中，α_1，ρ_1，ρ_2 直接可以查表得到，因此只要测量出 Δh_1 和 Δh_2 便可以计算出 α_2。

[实验内容]

1.奥式黏度计测量黏滞系数步骤

（1）摆放好主机，往玻璃烧杯中注水，水量接近瓶口的刻线时，放入磁性转子，然后放在机箱上指定位置，并将主机与加热器（主要指恒温槽盖子）用传感器连接线和加热器接线连接。打开电源开关，顺时针旋转"电机控制"的"转速调节"电位器至接近最大，将"电机控制"开关拨至"开"。这时可以看到磁性转子转动比较快，逆时针转动"转速调节"电位器至接近最小，使转子以合适速度转动，最后将温度设定为 T。温度取决于实验的设计，但要高于室温，恒温槽进行加热。

恒温控制设定方法：开机首先显示标志"FdHC"，接着显示当前测量温度"A24.3"，最后显示设定温度"b==.="，并停在这个显示。按"升温"键至设定温度。如果超过需要设定温度，按"降温"键减小数字，然后按"确定"键开始加热。期间如果希望重新设定温度，按"复位"键重新设定。另外在加热期间，可以按"确定"键切换显示设置温度（"b"标志开头）和当前测量温度（"A"标志开头）（图13-4）。

（2）清洗奥氏黏度计，用6~10ml的酒精注入黏度计的 b 泡中进行洗涤，打开橡皮球的阀门，用手捏住橡皮球，尽量把橡皮球中的空气挤出，关闭阀门松开手缓缓吸气，将液体从 b 泡中吸入到 c 泡，并使液面稍高于 m 刻线，注意不要吸入橡皮球中。再次挤压橡皮球，将液体全部压回到大管中。重复上述步骤2~3次，将酒精压入大管中后，倒入回收杯中。

（3）取6~10ml的注入黏度计中，具体的体积不做要求，但要保证两次两种液

体放入的体积必须相同。

（4）将黏度计放入恒温槽中，并固定保证其在竖立位置（图13-4）。

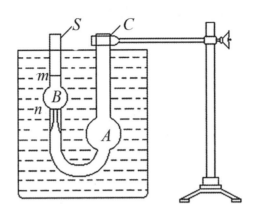

图13-4　奥氏黏度计装置示意图

（5）用橡皮球将 b 泡中的酒精吸入到 c 泡中，并稍高于刻线 m，注意不要吸入橡皮球中。

（6）打开橡皮球的阀门，让液面自由下降，用秒表记录液面从刻线 m 下降到刻线 n 所用的时间，注意视线应与刻线水平。

（7）重复步骤（5）和步骤（6），测量3～5个数据，依实验内容要求而定。

（8）挤压橡皮球让酒精全部压入大管，然后倒出。

（9）用6～10ml的纯水，按照步骤（2）再次清洗黏度计。

（10）取与之前相同体积的纯水注入黏度计中，重要步骤（4）～（7），测量纯水所需要时间。

（11）套用公式计算出酒精在温度 T 下的黏滞系数。

2.奥氏黏度计测量表面张力步骤

（1）用清水、蒸馏水洗涤奥氏黏度计和移液器，晾干，设定恒温器温度，一般为30℃，并让其稳定在该设定温度。

（2）用移液器取10ml的待测量液体注入奥氏黏度计中，从 c 泡上端用橡皮球吸住液体，使其上升至 c 泡后，让其自由下降，此即让毛细管充分湿润，液体再下降。

（3）静止后用玻璃烧杯外面的刻度尺测量出奥氏黏度计两侧液面的高度差，注意测量时要求视线与液面相平。

（4）倒出待测液体，重复步骤（1），清洗奥氏黏度计和移液器，烘干。

（5）用移液器装入10ml的标准液体或者纯水，用同样测量出奥氏黏度计两侧高度差。

（6）根据式（13-16）计算待测液体的表面张力系数。

[注意事项]

（1）由于实验仪器中没有冷却设备，为保证实验的速度，测量的温度点应该从低温测到高温。恒温槽的水不应放得过满（一般加至烧杯上的水位标志线高度即可），否则在加温时水会溢出恒温槽。

（2）奥氏黏度计下端弯曲的部分很容易折断，操作过程中尽量不要一手同时握两管。

（3）要保证两次测量时毛细管的摆放位置相同（垂直水平面），这样才能保证参数的可比性，从而使前后两次所产生的压强之比等于这两种液体的密度之比。

（4）使用橡皮球吸液体时，应该放慢速度，防止液体流动过快使得液体流入橡皮球中，从而影响液体的体积。

（5）为保证被测液体的温度与恒温槽中的温度相同，每设定一个温度时应等待3～5min后再进行实验测量。

（6）将橡皮管与奥氏黏度计连接时，注意手握黏度计的力度和方法，避免握断黏滞计，可以用水润湿橡皮管头并且旋转着拧进。

[数据记录与处理]

将毛细血管法测液体黏滞系数的数据填入表13-1，并计算。温度为设定的恒温温度。由于仪器设备系统误差，可能存在微小的上下浮动。

表13-1　毛细管法液体黏滞系数的测量

次数	蒸馏水			75%酒精		
	温度 T_1（℃）	时间 t_1（s）	密度 ρ_1（kg/m³）	温度 T_2（℃）	时间 t_2（s）	密度 ρ_2（kg/m³）
第1次						
第2次						
第3次						
第4次						
第5次						
平均值						

温度：_____；水的密度：_____；酒精的密度：_____；水的黏滞系数：_____；

酒精的黏滞系数：$\overline{\eta_2} = \dfrac{\overline{\rho_1}\;\overline{t_1}\,\eta_1}{\overline{\rho_2}\;\overline{t_2}} =$

相对误差：$\Delta\eta = \dfrac{\eta_2 - \eta_{\text{ref}}}{\eta_{\text{ref}}} \times 100\% =$　　　　　　（η_{ref} 为标准酒精黏滞系数）

结果表达式：$\eta_2 = \overline{\eta_2} \pm \Delta\eta =$

[思考讨论]

（1）如何减少和消除本实验的系统误差？

（2）为什么酒精洗涤之后，还需要用蒸馏水洗涤？

（3）说明液体的黏滞系数与温度的关系。

[附录]

（1）酒精在不同温度下的黏滞系数和密度（表13-2）

表13-2　酒精在各种温度下的黏滞系数 η 和密度 ρ 值

温度 T（℃）	黏滞系数 η （10^{-7}Pa·s）	密度 ρ（kg/m³）	温度 T（℃）	黏滞系数 η （10^{-7}Pa·s）	密度 ρ（kg/m³）
21	11684	788.60	31	9708	780.12
22	11463	787.75	32	9536	779.27
23	11249	786.91	33	9368	778.41
24	11039	786.06	34	9204	777.56
25	10835	785.22	35	9044	776.71
26	10635	784.37	36	8888	775.85
27	10441	783.52	37	8735	775.00
28	10251	782.67	38	8586	774.14
29	10066	781.82	39	8440	773.29
30	9885	780.97	40	8298	772.43

（2）水在不同温度下的黏滞系数和密度见表13-3。

表 13-3　水在各种温度下的黏滞系数 η 和密度 ρ 值

温度 T（℃）	黏滞系数 η （10^{-7}Pa·s）	密度 ρ（kg/m³）	温度 T（℃）	黏滞系数 η （10^{-7}Pa·s）	密度 ρ（kg/m³）
21	9810	998.02	31	7840	995.37
22	9579	997.80	32	7679	995.05
23	9358	997.56	33	7523	994.73
24	9142	997.32	34	7371	994.40
25	8937	997.07	35	7225	994.06
26	8737	996.81	36	7085	993.71
27	8545	996.54	37	6947	993.36
28	8360	996.26	38	6814	992.99
29	8180	995.97	39	6684	992.62
30	8007	995.67	40	6560	992.24

实验十四　动物骨生物力学实验

骨质疏松是一种危害中老年人群常见的疾病,对该类疾病的研究及治疗在影响人类生存质量的因素中,所占地位越来越重要。作为评价骨量与骨功能改变的因子,骨生物力学指标的评估占有十分重要的意义。本实验通过压缩、拉伸、三点弯曲实验测量骨骼的杨氏模量从而来检测骨骼的抗压、抗张能力。

[实验目的]

（1）掌握动物骨力学参数测定方法。

（2）测定动物骨的抗张或抗压强度、强度极限和杨氏模量。

（3）分析动物骨力学性能特点和破坏特征。

[实验仪器与试件]

INSTRON 5500型电子万能材料实验机,大鼠股骨或肱骨、脊椎。

电子万能材料试验机不仅可以完成拉伸、压缩、弯曲、剪切等常规试验,还能进行材料的断裂性能研究以及完成载荷或变形循环、恒加载速率、恒变形速率、蠕变、松弛等一系列静、动态力学性能试验。此外,它还具有测量精度高、加载控制简单、试验范围宽等特点,以及能提供较好的人机交互界面,可实现对整个试验过程进行预设和监控,直接提供试验分析结果和试验报告、试验数据和使试验过程再现。

[实验原理]

1.正应变、正应力及杨氏模量

当物体收到拉力或压力时,其长度会发生变化,则施加到物体上的拉力或压力（F）与物体的横截面面积（A）的比值称为正应力:

$$正应力 = \frac{F}{A} \tag{14-1}$$

物体的长度变化（ΔL）与物体的原始长度（L_0）的比值称为正应变：

$$正应变 = \frac{\Delta L}{L_0} \tag{14-2}$$

在物体的拉伸或压缩过程中，不一定都是弹性形变，也会有塑性形变。在弹性区域正比极限内，正应力正比于正应变的比例系数称为杨氏模量，记 Y，它反映了物体抵抗线变的能力。而在整个形变过程中，如图14-1所示，A 点正应力达到最大值，我们称 A 为强度极限，B 点应力突然下降，是断裂点，我们称 B 为抗张或抗压强度。

$$Y = \frac{正应力}{正应变} = \frac{F/A}{\Delta L/L_0} \tag{14-3}$$

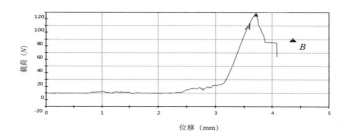

图14-1 载荷-位移关系图

2.三点弯曲及杨氏模量

骨骼的形状不规则，做拉伸和压缩试验往往需要经过加工处理。三点弯曲测试材料力学指标可以使骨骼不经过加工处理，直接通过三点弯曲对荷载-跨中梣度关系曲线及骨的横截面的几何特征计算得到杨氏模量参数，同时力的作用方向可以模拟骨骼破坏受力（图14-2）。

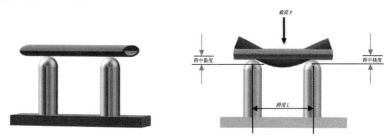

图14-2 三点弯曲示意图

骨骼的横截面形状不规则，我们常常将长骨的中段横截面形状简化为空心椭圆，B 是空心椭圆的外长轴，b 是空心椭圆的内长轴，H 是空心椭圆的外短轴，h 是空心椭圆的内短轴（图 14-3）。在皮质骨为等厚的假设下，该骨的横截面对其形心轴的惯性矩 I 为：

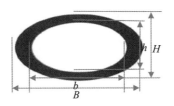

图 14-3　骨骼横截面示意图

$$I = \frac{\pi(BH^3 - bh^3)}{64} \tag{14-4}$$

三点弯曲实验时，骨材料视为各向同性，在小变形时，在集中载荷 P 的作用下，试件跨中受到的弯矩为 $PL/14$，跨中挠度 w 为：

$$w = -\frac{PL^3}{48EI} \tag{14-5}$$

式中，L 为支座间的距离，即长骨的跨度；E 为骨骼的杨氏模量。因此得到骨骼的杨氏模量为：

$$E = -\frac{PL^3}{48Iw} \tag{14-6}$$

整体骨的抗弯刚度即刚度系数（K）则为，

$$K = -\frac{PL^3}{48w} \tag{14-7}$$

骨材料受弯时，跨中弯矩 M 为 $\dfrac{PL}{4}$，截面抗弯抵抗矩 W 为 $\dfrac{2I}{H}$，其弯曲应力在中性轴处为零，在距中性轴最远处最大，即在骨的椭圆形横截面上下两点得到最大压应力和最大拉应力，其值为：

$$e_{max} = \pm\frac{M}{W} = \pm\frac{PLH}{8I} \tag{14-8}$$

[实验内容和步骤]

测量材料尺寸：B, H, b, h。

（1）依次合上稳压电源、主机、计算机系统的电源，让机器预热一会儿。

（2）直接点击计算机桌面上的 Bluehill 图标打开软件，选择合适的实验方案进行实验。如果没有已有的实验方案，可以在方法里面添加。

（3）选定所要的试验方法后，输入相关的试验参数，如加载速率、试样尺寸、数据采集模式和所需试验结果等，存储方法。

（4）安装试样，检查设备的上下限保护是否设置正确。

（5）启动试验，并注意观察，若发生意外立即终止试验。

（6）试验完成后，存储试验数据，根据需要提供试验分析结果或打印试验报告。

（7）将主机的横梁回位，以免接着试验时，造成软件与主机连接不上。

（8）实验完毕，关闭软件，关闭计算机系统，关闭主机电源，关闭稳压器电源，最后切断总电源。

（9）清洁主机，填写设备使用记录。

[数据记录与处理]

（1）材料发生正应变的杨氏模量测量。

贴试验原始报告（表14-1）

测量材料所需尺寸：

$$Y = \frac{F/A}{\Delta L/L_0}$$

（2）材料发生三点弯曲的杨氏模量测量。

贴试验原始报告。

表14-1 骨骼横截面尺寸

测量结果　　　项目	骨骼外长轴 B	骨骼内长轴 b	骨骼外短轴 H	骨骼内短轴 h
第1次				
第2次				
第3次				
第4次				
第5次				
平均值				

$$L = \underline{\qquad}$$

$$I = \frac{\pi(BH^3 - bh^3)}{64} = \underline{\qquad}$$

$$E = -\frac{PL^3}{48Iw} = \underline{\qquad}$$

$$e_{\max} = \pm\frac{M}{W} = \pm\frac{PLH}{8I} = \underline{\qquad}$$

[思考讨论]

（1）在应力-应变图起始部分，选择直线斜率的初始部分。截取一条直线并通过斜率找到杨氏模量。

（2）屈服点的应力值为多少？

（3）这种材料的最大抗拉强度为多少？

（4）最大伸长率是多少？

（5）材料会裂开吗？在什么角度？

（6）用图上的标注来识别不同的区域。讨论在这些区域中应力与应变之间的关系。

（7）描述你看到的不同材料的哪些功能是不同的。举例来说，从弹性区到塑性区每种材料的外表特征有哪些转变？

（8）试件理论所能承受的最大力是否与其实际所受应力相等，解释原因。

实验十五　人体手臂模型肌肉力学分析

在人体运动过程中，发生于骨骼肌系统的力学信息是很多领域基础研究的重要组成部分。人体手臂模型模拟真实人类手臂的肌肉和运动。实验中使用两个内置传感器电位测量肩部和肘部的位置变化，代表肱二头肌和肱三头肌的绳索附着在手臂上，学生拉动绳索使手臂移动，并使用力传感器来测量代表肱二头肌和肱三头肌的绳索所施加的力。

[实验目的]

（1）掌握不同姿势手臂模型的选择和使用，掌握杠杆原理和调节方法。

（2）学习分析在同种手臂模型下不同方向的力的大小对肌肉的影响。

（3）学习数据处理及测量最终结果的表述，掌握用作图法处理数据。

[实验仪器与器材]

PASCO 通用接口 PASCO　Capstone 软件人体手臂模型 ME-6807A，绳子，45cm 杆传，角度传感器和力传感器，大砝码一套（每个砝码质量为 1.0kg）。

[实验原理]

1. 力矩

一个具有固定轴的静止刚体，在外力作用下是否会绕轴转动，不但与力的大小有关，而且与力的作用点及作用力的方向有关。

力矩是矢量，表示为 $\vec{M} = \vec{r} \times \vec{F}$，其大小为 $M = Fl = Fr\sin\psi$，是力的大小 F 与力臂（即力的作用线和转轴之间的垂直距离）l 的乘积，单位取 N·m。它的方向由右手螺旋定则来规定，即由矢径沿小于 180° 角转向力的方向，这时大拇指所指的方向即代表力矩的方向（图 15-1）。

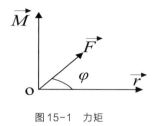

图 15-1　力矩

根据转动定律，刚体在做定轴转动时，刚体的角加速度与它所受到的合外力矩成正比，与刚体的转动惯量成反比。

$$\vec{M} = \vec{J}\frac{\mathrm{d}\vec{\omega}}{\mathrm{d}t} = \vec{J}\vec{\alpha} \qquad (15\text{-}1)$$

要使得刚体转动平衡，即刚体在受到几个力的同时作用下转动轴处于静止状态或匀速转动，根据转动定律，则此时各力的力矩代数和应为零。

即
$$\sum M = 0 \qquad (15\text{-}2)$$

2. 手臂模型

手臂模型模拟实际人体手臂的肌肉和运动。具体结构如图 15-2 所示，靠肩膀和肘部使用两个内置角度传感器来测量角度变化变化。绳索表示肱二头肌和肱三头肌连接在手臂上，学生可以拉动绳子使手臂移动，并使用力传感器测量肌肉所施加的力量。

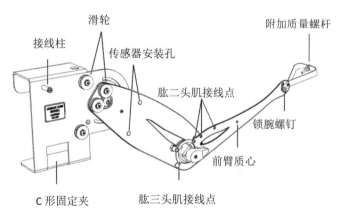

图 15-2　手臂模型

手臂模型的固定方式如图 15-3 所示。

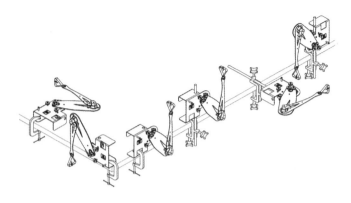

图15-3 手臂模型的固定方式

角度传感器显示数据表示肩关节和肘关节角度如图15-4所示。

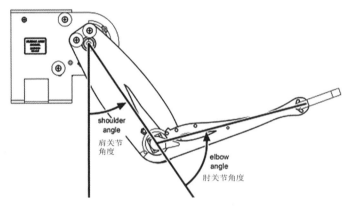

图15-4 角度传感器显示数据

[实验内容]

1.肱二头肌力与载荷的关系

保持手臂竖直状态，使得肘部弯曲成90°。在模型手上附加不同质量重物，如图15-5所示，记录肱二头肌负荷的变化，肱二头肌作用力的变化，研究手臂保持90°，肱二头肌作用力和负荷之间的关系。

选择肘关节不同的角度，重复上述实验，分析肱二头肌作用力和肘关节负荷之间的关系。

2.肱三头肌力与垂直载荷的关系

将人体手臂肘部弯曲成90°，试将手臂推向内侧，使手臂的肘部保持90°弯曲，测量肱二头肌作用力和推力（图15-6）。

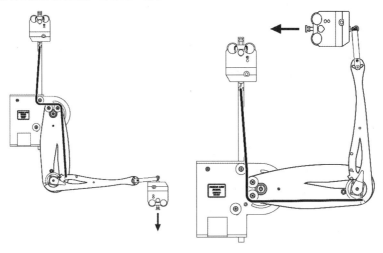

图15-5　模拟肱二头肌受力示意图　　图15-6　模拟肱三头肌受力示意图

3.复杂运动的模拟

建立手臂模型来模拟手臂运动。同时转动肩膀和肘部，用两条绳索模拟肱二头肌和肱三头肌，加两个力传感器测量数据，模拟抬手臂动作、递物动作、抛球动作，记录两个力传感器和两个角度传感器数据。研究肱二头肌、肱三头肌力的作用规律（图15-7）。

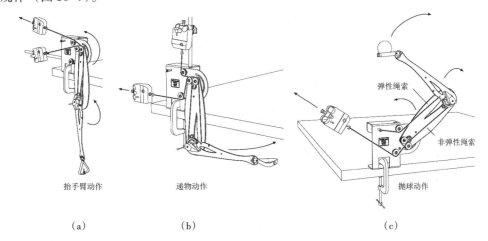

抬手臂动作　　　　递物动作　　　　　　　　抛球动作

（a）　　　　　　　（b）　　　　　　　　　　（c）

图15-7　模拟复杂受力示意图

[实验步骤]

1.肱二头肌力与载荷的关系

（1）按图15-5所示垂直安放固定手臂模型。

（2）将杆夹紧到模型的底部，使用传感器夹和螺柱将力传感器连接到杆上。

（3）将肩部锁定在0°。

（4）安装线，调整长度，将肘部固定在90°，将两个力传感器连接到界面。第二个力传感器挂在模型手中。

（5）将两个力传感器的采样率设置为20Hz。

（6）将第二个力传感器挂在模型的手上并向下将负载力施加到模型手上用以模拟手中的重量，开始采集数据。

（7）在观看图表的同时缓慢增加力量，当负载力达到约2N时，停止数据采集。

（8）变换肘关节角度，重复上面实验。

（9）导出数据，作图力-力图，力-角度图。

（10）分析数据，说明肱二头肌力作用规律。

2.肱三头肌力与垂直负荷的关系

（1）按图15-6所示垂直安放固定手臂模型。

（2）将杆夹紧到模型的底部，使用传感器夹和螺柱将力传感器连接到杆上。

（3）将肩部锁定在90°。

（4）安装线，调整长度，将肘部固定在0°，将两个力传感器通过两根分别模拟肱二头肌和肱三头肌的绳索连接到相应位置。第二个力传感器挂在模型手中。

（5）将两个力传感器的采样率设置为20Hz。

（6）将第二个力传感器挂在模型的手上，向内将负载力施加到模型手上用以模拟手受到的拉力，并开始采集数据。

（7）在观看图表的同时缓慢增加力量，当负载力达到约2N时，停止数据采集。

（8）导出数据，作图力-力图，力-角度图。

（9）分析数据，说明肱三头肌力抵抗垂直负荷作用规律。

3.复杂运动的模拟

（1）保持肩关节不动，使得肘关节弯曲成90°，肱二头肌、肱三头肌抬手臂运动。

①如图15-7（a）所示安放固定手臂模型。

②将杆夹紧到模型的底部。

③将肩部锁定在0°。

④安装线，调整长度，将肘部固定在0°，将两个力传感器连接到的界面，传感器连接两根绳索。

⑤将两个力传感器的采样率设置为20Hz，并开始采集数据。

⑥两根绳索配合用力，模拟抬手臂动作。

⑦在观看图表的同时缓慢增加力量，保持肩关节不动，使得肘关节弯曲成90°，停止数据采集。

⑧导出数据，作力-角度图。

⑨分析数据，说明肱二头肌、肱三头肌抬手臂运动中的力规律。

（2）按图15-7（a）安放固定手臂模型，保持肘关节不动，使得肩关节弯曲成90°，肱二头肌、肱三头肌抬手臂运动。

①将两个力传感器的采样率设置为20Hz，并开始采集数据。

②两根绳索配合用力，模拟抬手臂动作。

③在观看图表的同时缓慢增加力量，保持肘关节不动，使得肩关节弯曲成90°，停止数据采集。

④导出数据，作力-角度图。

⑤分析数据，说明肱二头肌、肱三头肌抬手臂运动中的力学规律。

（3）将肩部锁定在0°，肘部固定在90°，在模拟手掌上放上重物，模拟递物动作[图15-7（b）]。

①将两个力传感器的采样率设置为20Hz，并开始采集数据。

②两根绳索配合用力，模拟递物动作。

③在观看图表的同时缓慢增加力量，使得手臂向前伸出至肘关节0°，与肩关节成一定角度，停止数据采集。

④导出数据，作力-角度图。

⑤分析数据，说明肱二头肌、肱三头肌在递物运动中的力学规律。

（4）将肩部、肘部按图15-7（c）图所示固定，在模拟手掌上放上一小球，模拟抛球动作。

①在模拟手掌上放上一小球。

②将两个力传感器的采样率设置为20Hz，并开始采集数据。

③两根绳索配合用力，模拟抛球动作。

④完成抛球动作，停止数据采集。

⑤导出数据，作图力-角度图。

⑥分析数据，说明肱二头肌、肱三头肌在抛球运动中的力学规律。

[数据记录与处理]

1.肱二头肌力与载荷的关系

导出数据，作图力-力图，力-角度图。分析数据，说明肱二头肌力作用规律。

2.肱三头肌力与垂直负荷的关系

导出数据，作图力-力图，力-角度图。分析数据，说明肱三头肌力抵抗垂直负荷作用规律。

3.复杂运动的模拟

（1）保持肩关节不动，使得肘关节弯曲成90°，肱二头肌、肱三头肌抬手臂运动。

导出数据，作图力-角度图。分析数据，说明肱二头肌、肱三头肌抬手臂运动中的力规律。

（2）保持肘关节不动，使得肩关节弯曲成90°，肱二头肌、肱三头肌抬手臂运动。

导出数据，作图力-角度图。分析数据，说明肱二头肌、肱三头肌抬手臂运动中的力学规律。

（3）将肩部锁定在0°，肘部固定在90°，模拟递物动作。

导出数据，作图力-角度图。分析数据，说明肱二头肌、肱三头肌在递物运动中的力学规律。

（4）将肩部、肘部按图15-7（c）图所示固定，模拟抛球动作。

导出数据，作图力-角度图。分析数据，说明肱二头肌、肱三头肌在抛球运动中的力学规律。

[思考讨论]

（1）每个实验的前臂的净力是多少？净扭矩是多少？

（2）在另外的两个二头肌插入点处连接绳索，会有什么不同？

（3）如果你手上的重物质量加倍，肱二头肌、肱三头肌力会加倍吗？

实验十六　人体基础生理参数的测量

[实验目的]

（1）测试不同情绪状态时皮温皮阻的变化。

（2）理解情绪反应时自主神经系统的变化。

（3）掌握电子血压计的原理及实现方法。

（4）了解用于测量血压的压力传感器的特性。

（5）初步学会人体心电的测试方法。

[实验仪器]

EP605型数字式皮阻皮温计、酒精棉球、盐水棉球、秒表、生物医学传感器实验箱、计算机。

[实验原理]

1. 人的情绪与皮温皮阻

在情绪状态时，有机体的生理指标会发生变化。在这些生理指标中，人体的皮肤温度和皮肤电阻是反映人体心理放松和紧张程度、情绪波动、性格特征的重要依据。机体在视、听、痛等感觉刺激及情绪激动时，皮肤两点之间电位差会增大或电阻减小，这种现象被称为皮肤电反射。由于皮肤电反射往往伴发于心理活动过程中，所以又被称为心理电反射。人体皮肤表面电阻发生变化的外周机制与汗腺活动有明显关系。汗液中存在大量的电解质，当汗腺活动有一定改变时，皮肤的导电性就会有明显的变化，而汗腺活动主要受交感神经的控制。因此皮肤电阻与人的情绪和精神状态有对应关系，比如，人类的手掌是一个"精神性出汗区"，其电阻大小对精神性活动或感觉刺激非常敏感。因此，手掌部位的阻值变化，可以反映人体的情绪变化和交感神经的活动程度。

2.血压的测量

电子血压计是当前家庭和医院测量血压的常用设备，一般用的是示波法的原理。首先把袖带捆在手臂上，对袖带自动充气，到一定压力（一般比收缩压高出30~50mmHg）后停止加压，开始放气。当气压降到一定程度时，血流就能通过血管，形成振荡波。振荡波通过气管传播到压力传感器，压力传感器能实时检测到所测袖带内的压力及波动。逐渐放气，振荡波越来越大。再放气，由于袖带与手臂的接触变松，压力传感器检测到的压力及波动就越来越小。因为脉压振荡波与血压有较为稳定的相关性，所以可以用示波法测量收缩压、舒张压和平均压。

3.心电图

心肌细胞未受到刺激（处于静息状态）时，细胞膜两侧存在内负外正的电位差，称为静息电位。静息状态可以稳定一定时期，称为极化状态。当受到刺激时，心肌细胞的膜内电位由静息状态下的负电压（如$-90mV$）迅速上升为正电压（如$+60mV$），即肌膜两侧原有的极化状态被消除并呈极化倒转，构成动作电位的升支，该过程称为0期。发生除极后，膜电位又恢复到原来的极化状态，称为复极。复极初期仅出现部分复极，膜内电位由正电压迅速下降到0mV左右，这个过程称为1期。0期除极和1期复极这两个时期的膜电位的变化速度都很快，记录图形上表现为尖锋状，习惯上把这两部分合称为锋电。当1期复极膜内电位达到0mV左右之后，复极过程就变得非常缓慢，膜内电位基本上停滞于0mV左右，细胞膜两侧呈等电位状态，　记录图形比较平坦，持续较长一段时间，该过程称为2期。2期是整个动作电位持续时间长的主要原因，是心室肌细胞以及其他心肌细胞的动作电位区别于骨骼肌和神经纤维的主要特征。2期复极过程中，随着时间的进展，膜内电位以较慢的速度由0mV逐渐下降，延续为3期复极，2期和3期之间没有明显的界线。4期是膜复极完毕、膜电位恢复后的时期。

0期除极相当于心电图上QRS波群所处的时间；1期复极相当于J点；2期复极相当于S-T段；3期复极相当于T波；4期相当于T-P段。

但是，心电图记录的并不是单个心肌细胞的动作电位，而是大量心肌细胞构成的功能性合胞体瞬间的电位变化。心脏的兴奋发源于窦房结，最先传至心房，故心电图各波中最先出现的是代表左右两心房兴奋过程的P波，P波代表心房除极过程，P波异常表示心房有问题，正常P波长度应小于0.12s。P-R段由电活动经房室交界传向心室产生，反映的是心房的复极过程，电位变化极弱，在体表难于记录。QRS复合波代表两个心室兴奋传播过程的电位变化，反映心室的去极化过程。S-T段表示心室各部分心肌细胞均处于去极化状态。T波反映心室的复极化过程（图16-1）。

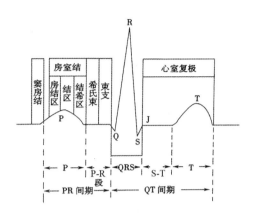

图 16-1　心电周期

心脏周围的组织和体液都能导电,因此可将人体看成为一个具有长、宽、厚三度空间的容积导体。心脏好比电源,无数心肌细胞动作电位变化的总和可以传导并反映到体表。在体表很多点之间存在着电位差。Ⅰ导联:将左上肢电极与心电图机的正极端相连,右上肢电极与负极端相连,反映左上肢(L)与右上肢(r)的电位差。Ⅱ导联:将左下肢电极与心电图机的正极端相连,右上肢电极与负极端相连,反映左下肢(F)与右上肢(r)的电位差。Ⅲ导联:将左下肢与心电图机的正极端相连,左上肢电极与负极端相联,反映左下肢(F)与左上肢(l)的电位差。右下肢的电极称为"无关电极",它有助于描记稳定。

[实验步骤]

1.皮阻的测量

(1)将量程开关置于测量电阻的位置,查看屏幕。如果皮阻皮温计电池电量不足,则显示屏上会出现一个电池符号。

(2)将两表棒插入皮阻皮温计的插入孔,旋紧表棒固定螺帽。

(3)旋松皮阻测试器具上的调节紧固螺帽,转动活动臂,使两探点的距离保持约2cm,然后旋紧调节紧固螺帽。

(4)用75%医用酒精对被试者左手食指进行脱脂,待皮肤表面酒精蒸发后,在皮肤测试处薄薄地涂一层导电液(盐水)。

(5)将皮阻测试器上活动臂两探点分别放置于左手食指掌面第2、3指节中心,并用橡胶皮套(医用橡胶手套手指部分改造)将探点与手指固定。要求被试者在实验过程中尽量不要随意活动左手。在被测阻值大于1MΩ时,仪表需数秒后方能读数稳定,属正常现象。

(6)受试者坐好平静休息,左前臂平放于实验台上,姿势以受试者自我感觉舒适为宜。打开皮阻计电源开关，选择皮阻挡，量程开关置于 20MΩ，闭眼休息约 10min，实验室内保持安静。约 5min 后读数趋于稳定，10min 末记录仪器所示电阻值为"基础值"。

（7）对被试者进行应激刺激（让被试者快速阅读和快速握、放右手拳头或其他刺激），使被试者产生各种情绪反应，记录被试者在不同情绪状态下显示的皮阻值。在阅读第一句末稍稍停顿，记录此时电阻值为"阅读始值"。快速阅读后即开始进行快速握、放右手拳头操作实验，记录此时电阻值为"开始值"，快速握、放右手拳头操作时间约为 2min，在经过 60s 和 90s 操作时分别向受试者报时，以加大应激刺激。

（8）右手握、放操作 2min 结束后，记录"结束值"。并让被试者安静放松 5min，恢复平静，依次记录结束后第 1，2，3，4 分钟的电阻值。

2. 皮温的测量

（1）将皮温测试笔的黑色插头插入万用表的 COM 插口，红色插头插入℃插口。

（2）将万用表的量程开关旋转至℃的符号处。

（3）用 75% 医用酒精对被试者左手食指或中指进行脱脂，待皮肤表面酒精蒸发。测试者将皮温测试笔测温探头固定在手的中指或食指（或接触被试者皮肤，一定要注意测试者用力要轻，以免损坏探点）。皮温计的探测笔端尽量与皮肤垂直，靠自身重量紧密接触皮肤，皮肤在几乎无外力作用下呈轻度凹陷。

（4）当即就能显示温度探点的温度；皮温计可随时间连续显示其点的表皮温度，皮温值只是一个相对一定时间内的体表温度，故只需取一定时间内固定的数值，作为皮温值，每次测量皮温需要的时间约 1min 为宜。当温度测试笔卸下时，仪表显示值为室温。

（5）对被试者进行应激刺激，使被试者产生各种情绪反应，记录被试者在不同情绪状态下万用表显示皮温值。快速阅读约 1min，在第一句末稍稍停顿，记录此时温度值为"读题始值"。快速阅读后即开始进行快速握、放右手拳头操作实验，记录此时温度值为"开始值"，快速握、放右手拳头操作时间约为 2min，在经过 60s 和 90s 操作时分别向受试报时，以加大应激刺激。记录被试者在不同情绪状态下万用表显示皮温值。

（6）操作结束后，依照前述方法让被试者安静放松 5min、恢复平静，依次记录结束后第 1、2、3、4 分钟的皮温值。

（7）对被试者进行肢体两侧的相对应的部位进行测试，相互比较。对被测试者身体的不同部位进行皮温测试，加以对照。正常人体表皮温最高的部位是哪里？

3. 血压测量

（1）测试系统工作电源 4.05V 电压，若实际值偏离 ±0.05V 以上，应调整 RW3，使其达到或接近 4.05V。

（2）在压力传感器空载状态下，调节RW1，使得U17的1脚输出信号VIN＋为1.50V，此为满度调整。

（3）对压力传感器加压40kPa，调节RW2，使得U17的10脚输出电压为1140mV，若没有条件加压可以不做。

（4）将实验箱与计算机连接，插入血压腕带并戴上，按主板上"血压测试"键，在PC机软件中点击"血压实验"按钮进入血压测试功能，用万用表监测地（GND）与U17-7观察孔之间的电压。然后点击"测试"按钮，程序控制加压充气，完成一个测试过程。在此过程中，其最大电压值应为780±15mV，若偏离则调整RW2，此为零点调整。

（5）将袖带固定于腕关节部位。

（6）在实验箱USB指示灯亮的情况下，先按主板左上方"血压测试"键，然后点击"血压实验"按钮进入血压测试。测试方法：测试者在血压手腕带正确固定好后，点击"测试"按钮，血压测试开始。此时USB指示灯熄灭，测试者等待USB指示灯重新点亮时，点击"数据"按钮，读取血压的测试值。

（7）实验结束，将所有连线除去。

4.心电图测量

（1）关闭仪器电源开关，拔掉电池插头。用万用表测量"差分放大调整电位器"RW4的阻值，表笔插入RW4的两孔调节RW4调节钮，使阻值为1.45kΩ。

（2）测量"二级放大调整电位器"RW5的阻值，调整方法与RW4相同，使阻值为15kΩ。

（3）测量"基准调整电位器"RW6的阻值，使其阻值为4kΩ。当无输入信号时，电路输出直流电平应为1～1.5V，若偏离此值，调整RW6。

（4）将四节2号电池放入电池盒，电池盒引出线与心电测试模块下方的电池插座（J2）相连，测量电源电压值，其正电压应大于＋4.5V，负电压值应小于－4.5V。否则说明电池电压不足，应断开系统电源，更换电池。

（5）为增强人体皮肤电信号，在测试前需要在导联金属部分涂擦生理盐水（或用5％的食盐兑水）或酒精，也可将盐水或酒精涂在导联所接触的皮肤表层。

（6）将红色夹子与导联相连接人体右手，绿色夹子与导联相连接右腿，黄色夹子与导联相连接左腿，白色夹子与导联相连接左手。

（7）由于不同的人体生理电信号差异较大，所以放大倍数有时需要调整，调整放大倍数通过调整RW5和RW6实现。调整时先断开连接插线，调整完毕后再将插线连好。

（8）单组电位差（导联）测试。测试者按照步骤（6）做，不要说话、做动作，选择"单组电位差（导联）测试"。在实验箱USB指示灯亮的情况下，点击"测试"

按钮，这时测试者的心电波形显示在计算机的屏幕上，测试者在认为心电波形符合时，可点击"停止"按钮，同时可对测试的心电波形保存。保存心电测试波形的方法：在测试结束后，点击菜单"文件（&File）"下的子菜单"数据保存为xdt文件（&Save）"，心电测试的波形将保存为"*.xdt"格式的文件。点击菜单"文件（&File）"下的子菜单"数据保存为txt文件（&Conserve）"，将测试的心电波形数据保存为文本文件。

（9）在保存后的波形上人工选定波形的特征点，在所有特征点人工标定好后，可以计算出脉率、Q-T间期、QTC系数、P-R间期、QRSD间期等参数值。

（10）三组电位差（导联）测试。测试者将有红色标志的夹子与导联相连接人体右手，绿色标志的夹子与导联相连接右腿，黄色标志的夹子与导联相连接左腿，白色标志的夹子与导联相连接左手。不要说话、做动作，选择"三组电位差（导联）测试"。在实验箱USB指示灯亮的情况下，点击"测试"按钮，这时测试者的心电波形显示在计算机的屏幕上，测试者在认为心电波形符合时，可点击"停止"按钮，同时可对测试的心电波形保存。

（11）打开已保存的文件，特征点人工标定方法如下：在波形显示区域，在特征点确定的位置点击鼠标右键，标定出各特征点。

（12）在所有特征点标定好后，点击鼠标右键，选择"计算"，可得出脉率、Q-T间期、QTC系数、P-R间期、QRSD间期参数值。

（13）要想了解各参数的含义，可将鼠标放在参数名称的位置，自动显示参数的解释意义。

（14）实验完毕，务必拔除电池盒，卸下导联，除去所有连接插线。

[实验数据与结果]

（1）记录皮阻皮温（表16-1）。

被试者年龄_____，性别_____，室温_____。

表16-1　皮阻皮温测量

记录时间	皮肤阻值	记录时间	皮肤温度
基础值		基础值	
阅读始值		读题始值	
开始值		开始值	
2分钟值		2分钟值	
结束值		结束值	
恢复值1		恢复值1	
恢复值2		恢复值2	

续表

记录时间	皮肤阻值	记录时间	皮肤温度
恢复值3		恢复值3	
恢复值4		恢复值4	

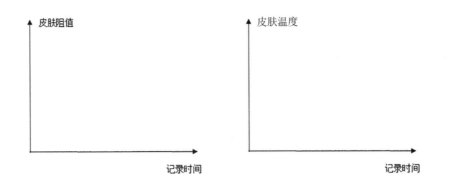

（2）记录血压数据（表16-2）。

表16-2　血压测量

同学A	收缩压：	舒张压：
同学B	收缩压：	舒张压：

（3）记录心电图（表16-3）。

表16-3　心电测量

试验对象	脉率	Q-T间期	QTC系数	P-R间期	QRSD间期
同学A					
同学B					

[思考与讨论]

（1）测量皮阻时，在手指上涂酒精和盐水，会导致皮阻变化吗？为什么？

（2）血压测量时，为什么要将袖带固定于腕关节部位？

（3）心电图波形与心肌细胞的动作电位有什么关系？

实验十七　人耳听觉听阈测量实验仪

听力测量是诊断和鉴别听力障碍的主要方法，也是诊断耳鸣的重要手段。临床上通过受检者对各种频率声音刺激产生的反应，测出听阈曲线，并与正常人的听阈曲线进行比较，借以诊断病人的听力。考虑到痛阈测量有可能损伤实验者的听力，实验上一般建议不进行人耳听觉痛阈的测量。

[实验目的]

（1）掌握听觉听阈的测量方法。

（2）测定人耳的听阈曲线。

[实验仪器]

FD-AM-C人耳听觉听阈测量实验仪、全频带头戴式耳机。

[实验原理]

当声波传播到人耳时，声波对人耳产生的压强变化转变成神经刺激，再经大脑处理转变成人体感觉到的某种声响。人耳听觉系统非常复杂，只有频率在20～20000Hz的机械波才能引起人的听觉。而一定频率的声波，要引起人耳听觉，还与声波的能量有关。描述声波能量大小的物理量包括声强和声强级。声强是单位时间内通过垂直于声波传播方向的单位面积的能量，用符号I来表示，其单位为W/m^2。而声强级是声强的对数标度，它是根据人耳对声音强弱变化的分辨能力来定义的，用符号L来表示，其单位为分贝（dB），L与I的关系为：

$$L = 10\lg \frac{I}{I_0} \tag{17-1}$$

式中，$I_0 = 10^{-12}W/m^2$，它是频率为1000Hz时人耳的听阈值。

然而，人耳对声音强弱的感觉是主观的，一般用响度级来描述人耳听到声音的强弱。响度级与声强有关，但两者不是简单的线性关系，还与频率有关。选取频率为1000Hz的纯音为基准声音，并规定它的响度级在数值上等于其声强级数值，但二者单位不同，响度级的单位是方（Phon）。然后将被测的某一频率声音与此基准声音比较，若该被测声音听起来与基准音的某一声强级一样响，则该基准音的响度级就是该声音的响度级。例如，频率为1000Hz声强级为60dB的声音，其响度级就是60方。如果频率为100Hz，声强级为72dB的声音，与频率1000Hz、声强级60dB的基准声音等响，则其响度级也为60方。以频率的常用对数为横坐标，声强级为纵坐标，绘出不同频率的声音与1000Hz的标准声音等响时的声强级与频率的关系曲线，称为等响曲线。

对于某一频率的声波，声强必须达到一定数值才能引起人耳听觉。医用物理学中定义能引起听觉的最小声强叫作听阈，不同频率的声波听阈不同，听阈与频率的关系曲线叫作听阈曲线。随着声强的增大，人耳感到声音的响度级也提高了，当声强超过某一最大值时，声音在人耳中会引起痛觉。人耳能承受的最大声强称为痛阈，对于不同频率的声波，痛阈也不同，例如频率为1000Hz的声波，其痛阈为$1W/m^2$，痛阈与频率的关系曲线叫作痛阈曲线。听阈曲线即为响度级为0方的等响曲线，痛阈曲线则为响度级为120方的等响曲线。

FD-AM-C人耳听觉听阈测量实验仪面板如图17-1所示，打开电源，显示器如果显示菜单界面，"向上"和"向下"键用于切换菜单。在测量界面，如果调频模式选择了"连续"，"向上"和"向下"键用于增减频率，每次频率只增加或减小1Hz。如果调频模式选择了"对数"，"向上"和"向下"键用于切换不同频率，可选择频率为30，50，80，100，150，200，300，500，800，1000，1500，，2000，3000，5000，8000，10×10^3，15×10^3，20×10^3（单位Hz）。当调频模式为"数字"时，"向上"和"向下"键用于增减光标位置的频率。按"确定"键，在菜单界面可进入菜单项，在调频模式的测量界面时可切换光标位置，在参数设定界面可以切换不同功能。功能切换包括音量放大开关、连续间断切换和调频模式切换。按"返回"可回到菜单界面（图17-1）。

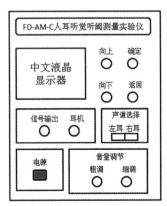

图17-1　FD-AM-C人耳听觉听阈测量实验仪

FD-AM-C 人耳听觉听阈测量实验仪不能测出标准声强级，不能作为临床测量听力使用。实验中，可以把被测者刚好能听到1000Hz的声音的绝对声强级 L_0 为基准，其他测试频率的声强级要减去 L_0，得到的差即为被测者听觉阈值的相对声强级。

[实验步骤]

（1）熟悉听觉实验仪面板上的按键功能，接通电源，打开电源开关，指示灯亮，预热几分钟后仪器屏幕由欢迎界面进入菜单界面。

（2）在面板上插入耳机。被测者戴上耳机，背向主试人和仪器，测试者在仪器面板上选择"左耳"或"右耳"。

（3）按"向下"或"向上"键选择"参数设置"，按"确定"进入"参数设置"。

（4）确认"音量放大"为"关"的状态。按"确定"可切换。

（5）"声音模式"中，"间断"和"连续"两种模式可任选一种。

（6）在"频率调节"中选择"对数"模式。

（7）按"向下"或"向上"键改变频率。先将频率调至最小30Hz。

（8）调节音量旋钮至听不到声音开始，逐渐增大音量（可交替调节粗调和微调），当被测人刚听到声音时主试人（或自己）停止调节，此时的声强级为被测人在此频率的听阈值，记为 L_1。

（9）同一频率下，将音量旋钮先调至听得到声音处，然后再开始逐渐减小音量，直到刚好听不到声音时为止，此时的声强级记为 L_2。

（10）切换频率，重复步骤8和9，测出音量渐增和渐减时的听阈 L_1 和 L_2。

（11）计算频率为1000Hz声音的声强级，定义为基准声强级，记为 L_0。

（12）计算不同频率听阈值的相对声强级 $L_{测}=(L_1+L_2)/2-L_0$。

（13）画出听阈曲线。

[实验数据与结果]

（1）记录不同频率的听阈值（表17-1）。

表17-1　不同频率的听阈值

听阈值	频率								
	30	50	80	100	150	200	300	500	800
L_1（dB）									
L_2（dB）									
$L_{测}=(L_1+L_2)/2-L_0$									

续表

听阈值	频率								
	1000 (L_0)	1500	2000	3000	5000	8000	$10\times$ 10^3	$15\times$ 10^3	$20\times$ 10^3
L_1（dB）									
L_2（dB）									
$L_测=(L_1+L_2)/2-L_0$									

（2）在直角坐标系上画出听阈曲线。

[思考与讨论]

（1）临床听力有几种检查方法？

（2）主观纯音听阈测试受哪些因素影响？

（3）每位个体的听阈曲线图是否一样？

实验十八　心电图机实验

心电图机是描记心电图的基本手段之一,提供心脏周期性运动的信息,在心电检查、心脏监护等多种场合下广泛应用。心电检查的准确性与心电图机完好性能密切相关。本实验采用心电图机不同心电导联方式测量不同状态下的人体心电图。

[实验目的]

（1）掌握心电图机的基本操作。

（2）掌握心电图机的性能检查和校验。

（3）掌握心电图机干扰消除的方法。

[实验仪器与器材]

心电图机,导联线,导电膏,消毒酒精,白纱布,心电图机检定仪。

[实验原理]

心脏的跳动是由心壁肌肉有规律收缩产生的,而这种有规律的收缩又是电信号在心肌纤维传播的结果。心肌纤维是由大量心肌细胞组成的,讨论心脏的电学性质就必然要从心肌细胞入手。心肌细胞与其他可激细胞一样,当处于静息状态时,在其膜的内、外两侧分别均匀聚集着等量的负、正离子,形成一个均匀的闭合曲面电偶层。因此,在无刺激时心肌细胞是一个中性的带电体系,对外不显示电性,即外部空间各点的电势为零。这一状态在医学上称为极化,如图18-1（a）所示。当心肌细胞受到某种刺激（可以是电的、化学的、机械的等）时,细胞膜对离子通透性改变,致使膜两侧局部电荷的电性改变了符号。局部膜外带负电,膜内带正电,于是细胞整体的电荷分布不再均匀而对外显示出电性。此时正、负离子的电性可等效为两个位置不重合的点电荷,而整个心肌细胞类似一个电偶极子,形成一个电偶极矩。刺激在细胞中传播时这个电矩是变化的,这个过程称为除极,如图18-1(b)所示。当除极结束时,整个细胞的电荷分布又是均匀的,对外不显示电性,如图18-1(c)所示。当除极出现之后,细胞膜对离子的通透性几乎立即恢复原状,即紧随着除极将出现一个使细胞恢复到极化状态的过程,这一过程称为复极。复极的顺序与除极相同,先除极的部位先复极。显然,这一过程中形成一个与除极时方向相反的变化电矩,如图18-1(d)所示,心肌细胞对外也显示出电性。当复极结束时,整个细胞恢复到极化状态,如图18-1(e)所示,这时又可以接受另一次刺激。从上述内容可以看出,在心肌细胞受到刺激以及其后恢复原状的过程中,将形成一个变化的电偶极矩,在其周围产生一个变化电场,并引起空间电势的变化。

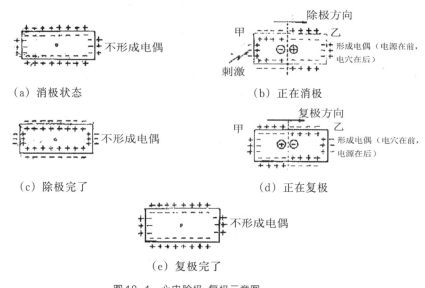

图18-1　心电除极、复极示意图

在某种刺激下,,对于一个心肌细胞会出现除极与复极过程。同样由大量心肌细胞组成的心肌乃至整个心脏也出现除极与复极。因此,在研究心脏电性质时,可将其等效为一个电偶极子,称为心电偶。心电偶在空间产生的电场称为心电场。

在任一瞬时,空间两点(例如人体表面不同的两点左臂与右臂)的电压是可以测量的,由于心脏的泵血,心肌细胞的受刺激,这一测量值随时间周期性变化,于是根据人体表面两点间的电压描绘一条曲线,称心电图。

心电导联是通过电极引导体表电势(电位)与心电图机相连接的电路。

直接取出体表肢体两点间电压加以显示的导联称为标准肢体导联或双极肢体导联,反映两肢体之间的电位差(图18-2)。

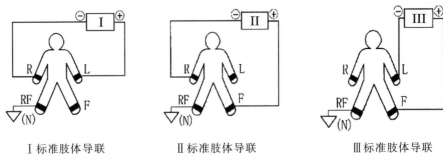

Ⅰ标准肢体导联   Ⅱ标准肢体导联   Ⅲ标准肢体导联

图18-2　标准肢体导联

由于电压曲线取决于两点的电位变化,而其所显示的心电曲线不能确定是哪一个电极的电位变化,所以需使一个电极处的电位不变或变化很小,这样测得的电压曲线就只反映另一个电极(探查电极)处电位的变化,满足这一要求的肢体导联称为单极肢体导联。其方法是根据距离电偶极子中心等距离对称三点之电位的代数和为零的道理设计一个中心电端T。即将安于人体左上肢、右上肢、左下肢三处的电极用导线连接在一起。由于人体并非均匀的容积导体,三个电极处对于心电偶也并非对称等距,为此在三个电极与中心电端T之间的连线中分别串接进一个高电阻,于是中心电端T的电位就接近于零(aVR+aVL+aVF=0),在临床上即作为体外零电位端,如图18-3所示。

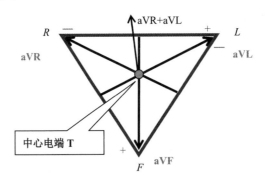

图18-3　心电电端

将心电图机的一个电极与此中心电端T相接,而探查电极即可测得该电极探测处体表的电位变化。为了增大心电波形的幅值以易于观察而设计有加压导联,加压导联将使心电波形的幅值增加50%。加压单极肢体导联如图18-4所示。

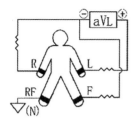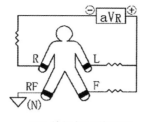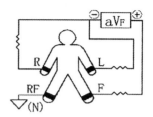

aVL单极加压肢导联　　　　aVR单极加压肢导联　　　　aVF单极加压肢导联

图18-4　加压单极肢体导联

单极胸导联（图18-5），属单极导联，包括 V1～V6 导联。检测时正电极应安放于胸壁规定的部位，另将肢体导联3个电极分别通过5K电阻与负极连接构成中心电端。

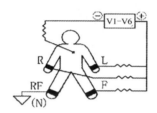

图18-5　单极胸导联

[实验内容]

1.开机前准备

（1）电源连接:使用交流电（220V）或可以使用本机内安装的充电电池。

（2）检查记录纸是否充足。

（3）检查周围环境舒适,温湿度适宜,周围环境中无X光机、超声波装置或其他电器设备等产生干扰。

（4）导联的连接将随机附件的导联线接到机器导联插座。

（5）电极安装:电极的安装是能否记录准确的心电图的重要一环,请注意确保电极接触良好。将电极连接病人时,务必使电源开关处于关闭状态。

2.四肢电极连接

电极应装于两手脚的柔软皮肤上。先用酒精清洗电极安装部位的皮肤。然后在清洗后的皮肤上涂少量的导电膏。

（右手臂—R—红色;左手臂—L—黄;右脚—RF—黑;左脚—F—绿）

3.胸部电极安装

如图18-6所示，胸电极安装部位如下:

V1:胸骨右缘第四肋间隙。（与乳头平齐）

V2:胸骨左缘第四肋间隙。（与乳头平齐）

V3:V2与V4连线中间。

V4:左第五肋间隙锁骨中线处。（与乳头下一指肋间隙）

V5:左腋前线与V4同一平面。

V6:左腋中线与V4同一平面。

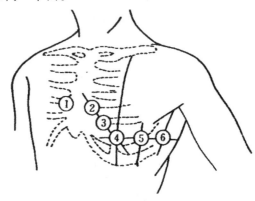

图18-6　胸导联的额探测电极安放位置

用酒精清洗安装电极部位的胸部皮肤上,将导电膏涂在该部位大约5mm直径的范围和胸电极吸碗的边缘上,按压胸电极的吸球,将胸电极吸着于V1～V6位置。

4.心电图测量

（1）被检查者的手脚等露出部分不可碰到床的金属部分,以免出现交流干扰。

（2）将心电图机置标准状态即【灵敏度】置1,【走纸】置25。

（3）操作导联选择键由Ⅰ导联～V6导联,选择相应的导联方按动"OPERAT-ING"操作键,置"START"（记录）状态,走纸后再按"1m（定标）",观察描迹、笔温是否适当,检查1m方波幅度是否为10mm（灵度挡为"1"时）。

（4）操作顺序

1）自动记录方式

①开机:打开左侧电源开关,然后按面板"ON/OFF"键,液晶显示屏显示整机工作状态及预设的导联波形。

②逐一按"MODE"键,选择自动记录模式,显示屏有相应的"自动1、自动2、自动3、自动4"字样显示。

③按"START/STOP"键开始描记,描记后自动停止。

④自动作图中,若需延长某导联记录时间,可按住"O"键直到不需记录为止。

⑤关机按"ON/OFF"键,液晶显示屏中信号消失后,关闭左侧主电源。

2) 手动记录方式

①开机后按"MODE"键,使液晶显示为"手动"字样,即选择了手动记录模式。

②按"LEAD"键,进行导联切换,选择希望开始记录的导联。

③按"START/STOP"键开始描记。

④描记过程中,按"IEAD"键切换导联。

⑤中断描记时按"START/STOP""键,停止走纸。

⑥关机。

[实验数据]

请粘贴心电图纸,并判断是否存在基线漂移等,分析心电图描记原理。

[思考讨论]

(1) 无论是描记标准导联,还是胸导联,肢体电极都要连接好,这是为什么?如果不连接好,会出现什么结果?

(2) 采用酒精替代导电膏的做法,对心电图描记会产生什么影响?出现这种情况如何处理?

(3) 当心电图描记出现很多"毛刺",分析可能的原因,如何消除?

(4) 在施加"滤波器",如"M"的情况下,1mV定标的幅度描只有9m,试问:这台心电图机还合格吗?如何调整?

(5) 心电图机检验的意义是什么?

(6) 心电图的导联方式各有什么特点?

实验十九　呼吸机实验

人工呼吸是生命支持的基本手段之一，在危重症护理、急救等多种场合下广泛应用。参数设置、通气状态分析、通气模式选择是医学应用的关键技术。本实验是根据气体交换原理和呼吸机常用模式机制，使用呼吸机和模拟肺还原病人肺通气的状态。

[实验目的]

（1）会用呼吸通气模型分析呼吸流量、通气量、口腔和胸廓压力与呼吸道阻力、肺和胸廓顺应性之间的关系。

（2）会用呼吸环理论，用呼吸环分析呼吸功、肺顺应性、呼吸道阻力、呼吸道漏气等。

（3）掌握各种通气模式的呼吸波形特征，分析和选择通气模式。

[实验仪器与器材]

呼吸机（迈瑞 Synovent B3 或 SV3S0，参考使用说明书），氧气瓶，模拟肺，气球，棉花球。

[实验原理]

一、呼吸运动原理

参加呼吸作用的主要有膈肌、肋间外肌、肋间内肌和腹壁肌等呼吸肌。平和吸气时，膈肌与肋间外肌收缩，引起胸腔前后、左右及上下径均增大，肺随之扩大，形成主动的吸气运动。当膈肌和肋间外肌松弛时，肋骨与胸骨因本身重力及弹性而回位，结果胸廓缩小，肺也随之回缩，形成被动的呼气运动（图19-1）。

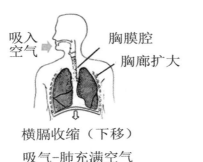
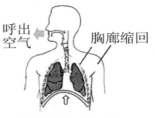

图 19-1　呼吸运动原理

二、气体交换原理

　　混合气体中某种气体的压力叫分压，气体交换的动力是分压差。根据物理原理，通透性膜两侧气体分压不同时，气体从分压高的一侧向分压低的一侧扩散。人体内的气体交换包括肺换气和组织换气。肺换气指肺泡与肺毛细血管血液之间的气体交换，当肺动脉毛细血管血液流经肺泡时，肺泡气的 O_2 分压高于毛细血管内血液的分压，因此 O_2 从肺泡向肺毛细血管内的血液扩散，而 CO_2 从肺毛细血管向肺泡扩散。肺换气的结果是，静脉血变成动脉血。组织换气指组织细胞与血液的气体交换，组织 CO_2 分压高于血液，故 CO_2 向血液扩散，血液 O_2 分压高于组织细胞，故向组织细胞扩散。组织换气的结果是，动脉血变成静脉血体交换的面积越大，气体交换量越多（图 19-2）。

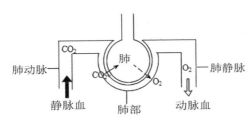

图 19-2　肺泡内气体交换原理

三、各种常用通气模式及其呼吸机制

　　机械呼吸类型可分为四类:指令（控制）辅助、支持和自主呼吸。分类依据有 3 点:由什么来触发通气，通气期间吸气流速由什么来限制，通气由什么来切换。触发可由机器定时（控制通气）或有患者用力来启动（辅助、支持或自主通气）。限制一般是靠设置流量（压力可变）或设置压力（流量可变）来进行。切换一般是靠设置容量、时间或流量来进行。所谓"机械通气模式"，实际上就是指令、辅助、支持和自主呼吸的理想结合和不同组合。

1.辅助/控制通气（A/C）

病人有自主呼吸时，机器随呼吸启动，一旦自发呼吸在一定时间内不发生，机械通气就自动由辅助转为控制型通气，它属于间歇正压通气（图19-3、图19-4）。

（1）容积-辅助/控制通气（V-A/C）：控制容量不变的通气方式。

（2）压力-辅助/控制通气（P-A/C）：控制压力不变的通气方式。

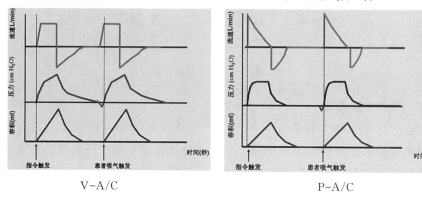

图19-3　流速、压力、容积图

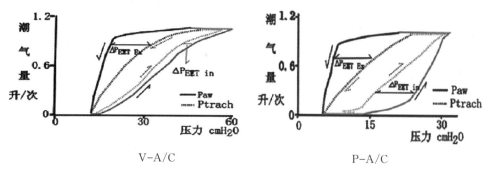

图19-4　VCV、PCV通气模式PV图

2.同步间歇指令通气（synchronized intermittent mandatory ventilation, SIMV）

该模式与上述的控制和辅助通气模式比较，克服了人机不同步问题。为克服间歇指令通气这一缺点，现代呼吸机的IMV均由自主呼吸触发，称为同步间歇指令通气。该模式预先设定触发压力、频率和潮气量，到规定的时间后由病人自主呼吸触发机械通气。如果此时正处于病人自主呼吸的呼气相，暂不启动机械通气，直到病人开始吸气并使气道压降至预先设定的触发水平后呼吸机才给病人送气。

（1）容积同步间歇指令通气（V-SIMV）：容积不变的同步间歇指令通气方式。

（2）压力同步间歇指令通气（P-SIMV）：压力不变的同步间歇指令通气方式。

3.压力支持通气（pressure support ventilation，PSV）

PSV提供一高速气流，使气道压很快达到预置的辅助压力水平，以克服吸气阻力和扩张肺脏，并维持此压力到吸气流速降低至吸气峰流速的一定百分比时，吸气转为呼气。该模式由自主呼吸触发，并决定呼吸频率和吸呼比，因而可做到较好的人机协调。

4.持续正压通气（CPAP/PSV）

持续正压通气用面罩将持续的正压气流送入气道。有利于防止气道塌陷。

5.呼气末正压（positive end expiratory pressure，PEEP）

气道本身病变使呼气末气道压力高于大气压时，称为内源性呼气末气道正压（PEEPi）。经人工气道或面罩加压机械通气时增加呼气阻力，造成气道压力在呼气末也高于大气压时，称为机械通气呼气末气道正压（此处均称为PEEP），通常仅用于机械通气时。带有持续气道正压的自主呼吸被称为持续气道正压（CPAP）。在控制通气时可加用PEEP，此外还可在IMV、SIMV、PSV、A/C、MMV等模式时加PEEP，运用于常规给氧无效的低氧血症、肺炎、肺水肿、COPD患者，大手术后预防，肺不张治疗。

压力-容积环（P-V环），如图19-5是表示在同一个呼吸周期内，压力与容积相互变化的曲线。

动态P-V环是指存在气流时所描记的P-V环，除受顺应性影响外，还与气道阻力和流速有关。

静态P-V环是指排除气流影响后所描记的P-V环，只受顺应性的影响。

其临床作用：

①评估吸气触发功。

②调整吸气流速。

③评估顺应性、阻力。

④监测是否存在过度膨胀及漏气。

⑤确定PEEP水平。

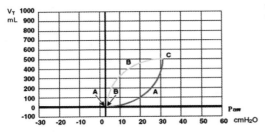

控制通气时的P-V环

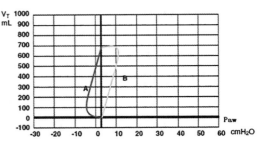

自主呼吸时的P-V环

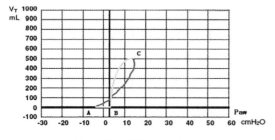

辅助通气时的 P-V 环

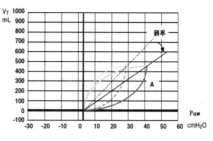

反应顺应性变化

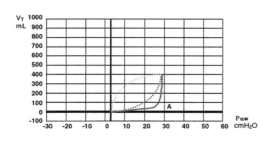

反应不同的流速变化

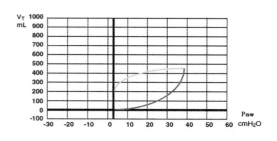

监测有无漏气

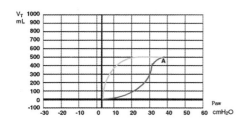

监测有无肺过度膨胀

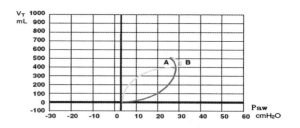

调整吸气流速

图 19-5　各种状态下的压力-容积环

流速-容积环（F-V环），是指同一呼吸周期内，流速与容积相互变化的曲线（图 19-6）。

①监测是否存在漏气。

②监测有无小气道阻塞。

③监测有无 PEEPi。

④评估支气管扩张剂的效果。

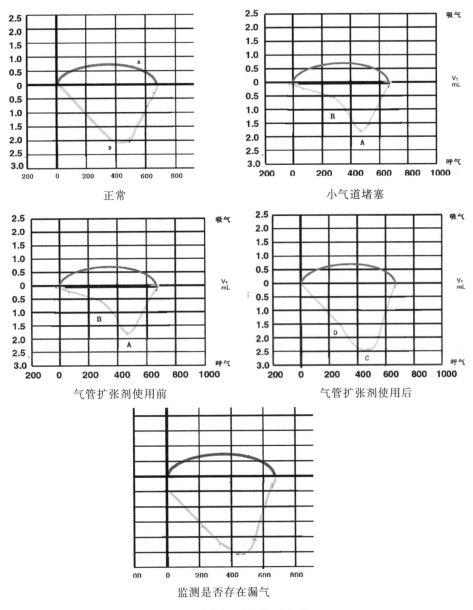

图19-6 各种状态下的流速-容积环

[实验内容]

1.呼吸机开启、设置、工作、关闭的操作

（1）熟悉呼吸机面板、开关、按键等。

（2）连接主机、湿化器、空压机,连接电源盒、气源。

（3）打开空压机电源,观察空压机压力是否在正常（绿色区域）状态。如果在绿色区域,打开主机电源和湿化器电源。

（4）Y通气管从模拟肺卸下,插在主机上的自检柱上,打开主机,等待主机自检。

（5）自检完成后,有两种结果：一种是自检不通过，则根据不通过原因进行改进，并再次自检；另一种是通过，即可按设定的模式和参数进行工作。如果患者是新病人，需设置病人体重、类型（成人或儿童）、通气类型（无创或有创）。

（6）工作设置：置V-A/C、P-A/C、V-SIMV、P-SIMV、CAPAPSV；参数设置：吸呼比、潮气量、呼吸率、DuoLevel时间、吸气压力。

（7）连接模拟肺和呼吸回路，启动通气，观察模拟肺的通气状态，记录五种通气模式的压力、流量、容积波形图，$P-V$ 环、$F-V$ 环,并导入U盘。如通气正常，模拟肺换成病人。

（8）连接病人和呼吸回路，启动通气，密切观察病人的生命体征和通气状态，当出现异常停止通气。

（9）通气过程中，观察生理参数的变化和呼吸机报警，并根据需要及调整通气模式通气参数。

（10）关机顺序为先关闭主机、湿化器、空压机，最后关闭气源。

2.肺顺应性、呼吸道阻力观察

（1）在V-A/C和P-A/C模式下，选择"控制",通气参数:潮气量450ml、呼吸率10次/min、吸气时间2s、呼气末压3mmHg、速率触发2L/min，记录和保存模拟肺和气球的 $P-V$ 环，并计算原点与终点间连线斜率比较两者的斜率，分析模拟肺和气球顺应性对 $P-V$ 环的影响；

（2）在上述相同的参数和设置下，记录和保存模拟肺出口畅通和加棉球 $P-V$ 环。比较两者在相同容积下的呼吸的压力差，分析游呼吸道阻力变化对 $P-V$ 呼吸环的变化。

3.检测呼吸功、判断呼吸机漏气

（1）在上述相同的参数和设置下，测算呼吸功。

（2）吸气管积水杯卸下，记录和保存模拟肺的 $P-V$ 图，并与没有卸下积水杯的 $P-V$ 图比较，分析呼吸机漏气的特征。

4.通气模式特性

（1）通气参数:潮气量450ml、呼吸率10次/min、吸气时间2s、呼气末压3mmHg、速率触发2L/min。选择V-A/C、P-A/C、V-SIMV、P-SIMV、CPAP/PSV等5种模式下，记录和保存压力 P、流量 F、容积 V 等3种曲线。

（2）分别调整潮气量、呼吸率、吸气时间、呼气末压、速率触发等参数，记录

和保存压力 P、流量 F、容积 V 等3种曲线。

[记录与处理]

在 V–A/C 和 P–A/C 模式下：

1.记录模拟肺和气球的 P–V 环

计算原点与终点间连线斜率并比较两者的斜率，分析模拟肺和气球顺应性对 P–V 环的影响。

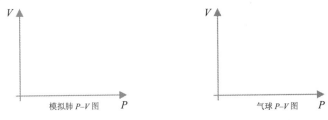

2.记录模拟肺出口畅通和加棉球 P–V 环

计算原点与终点间连线斜率比较两者的斜率,分析模拟肺和气球顺应性对 P–V 环的影响。

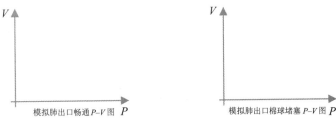

3.测算呼吸功、分析呼吸机漏气特征

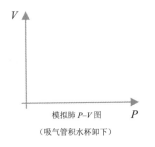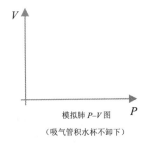

4.观察通气模式特性

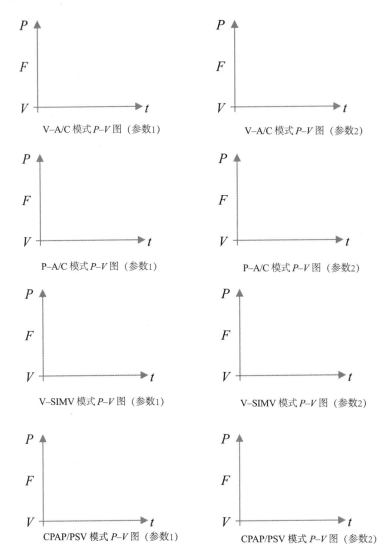

V-A/C 模式 P-V 图（参数1）

V-A/C 模式 P-V 图（参数2）

P-A/C 模式 P-V 图（参数1）

P-A/C 模式 P-V 图（参数2）

V-SIMV 模式 P-V 图（参数1）

V-SIMV 模式 P-V 图（参数2）

CPAP/PSV 模式 P-V 图（参数1）

CPAP/PSV 模式 P-V 图（参数2）

[思考讨论]

（1）分析肺顺应性和呼吸道阻力对呼吸环的影响。

（2）分析呼吸环对呼吸功的影响。

（3）如何从呼吸环观察自主通气和呼吸漏气?为什么?

（4）麻醉病人从出手术室到呼吸机脱机,要经历几个通气模式的转换?通气模式转换的观察指标是什么?为什么?

（5）分析定容通气与定压通气的特点,以及在临床应用中各自优势。

（6）若需要保持吸入气体在肺内充分进行血气交换,减少功能余气量,分析通气参数如何调整?为什么?

（7）对于低肺顺应性,应当用什么通气模式?为什么?

（8）试述PEEP模式特性特点,并分析其临床应用。

实验二十　除颤仪实验

除颤器是生命抢救的基本仪器，是除心脏室颤的有效手段，在医院、公共场所等多种场合下广泛应用。电场能量、心电同步是除颤的关键技术。

[实验目的]

(1) 掌握除颤器的基本操作。

(2) 掌握除颤能量的选择。

(3) 掌握除颤同步的方法。

[实验仪器、器材与实验原理]

实验仪器与器材：除颤器（迈瑞 Beneheart　D3/D2，参考使用说明书），除颤体模，导电膏。

【实验原理】

1.心肌细胞的除颤原理

心肌细胞与其他可激细胞一样，当处于静息状态时，在其膜的内、外两侧分别均匀聚集着等量的负、正离子，形成一个均匀的闭合曲面电偶层。因此，在无刺激时心肌细胞是一个中性的带电体系，对外不显示电性，即外部空间各点的电势为零。这一状态在医学上称为极化，如图 20-1（a）所示。当心肌细胞受到除颤高电压刺激时，由于细胞膜对离子通透性的改变，膜两侧局部电荷的电性改变了符号。局部膜外带负电，膜内带正电，于是细胞整体的电荷分布不再均匀而对外显示出电性。此时正、负离子的电性可等效为两个位置不重合的点电荷，而整个心肌细胞类似一个电偶极子，形成一个电偶极矩。刺激在细胞中传播时这个电矩是变化的，这个过程称为除极，如图 20-1（b）所示。当除极结束时，整个细胞的电荷分布又是均匀的，对外不显示电性，如图 20-1（c）所示。当除极出现之后，细胞膜对离子的通透性几乎立即恢复原状，即紧随着除极将出现一个使细胞恢复到极化状态的过程，这一过程称为复极如图20-1（d）所示。当复极结束时，整个细胞恢复到极化状态，如图20-1（a）所示，这时又可以接受另一次刺激。

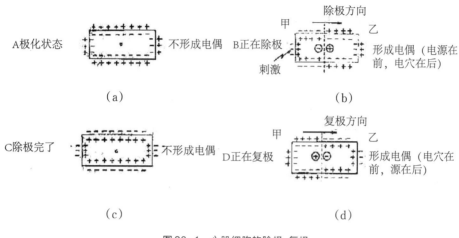

图20-1　心肌细胞的除极、复极

2.心脏的除颤原理

心脏除颤是对病人进行电击使心脏终止心房纤维颤动、心房扑动、室上性心动过速、室性心动过速和心室纤维颤动等快速型心律失常，从而使心脏恢复正常的心律。心脏除颤使高能量的脉冲电流在瞬间通过心脏，全部或大部分的心肌细胞在短时间内被同时除极，从而抑制异位兴奋性从而延长不应期，使具有最高节律性的窦房结发放冲动，恢复为正常的窦性心律。

同步电除颤的适应证是房颤、房扑、室上性心动过速、室速等快速心律失常，经电除颤后可恢复窦性心律。因患者虽有心律失常，但尚有自身节律，电击时，复律脉冲的发放，必须与患者的心搏同步，使电刺激信号落入心室绝对不应期中（R波起始后30ms处），以免刺激落入T波顶峰附近的心室易损期而引起室颤。

非同步除颤的绝对适应证是心室颤动。电刺激时无须考虑患者的自主节律，所以称非同步除颤。在心搏骤停时，为了争取时间，在不了解心搏骤停性质的情况下，立即行非同步除颤，称盲目除颤。

3.除颤仪原理

除颤监护仪是将几千伏的高压存储在大电容中，通过放电控制器，在几秒钟内通过电极板向胸壁或直接向心脏放电，使颤动的心脏全部除极。由于窦房结产生的信号最强，所以将重新支配心脏的收缩，从而将各种室上性或室性心律失常（WT/WF）转复为正常窦性心律。

图 20-2 为除颤监护仪的工作原理图。电压变换器将直流低压变换成脉冲高压，经高压整流后向储能电容 C 充电，在电容中储存一定的能量。除颤治疗时控制高压继电器 K 动作，将储能电容 C、电感工 L 及人体（负荷）串联接通，使之构成 RLC（R 为人体电阻、导线本身电阻、人体与电极的接触电阻三者之和）串联谐振衰减振荡电路，即为阻尼振荡放电电路，对人体放电。

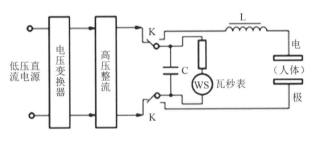

图 20-2　除颤监护仪工作原理图

[实验内容]

熟悉除颤器面板、开关、按键等（图 20-3）。

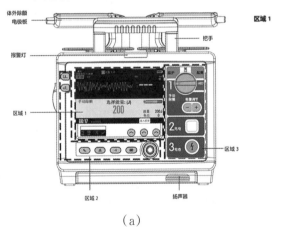

（a）

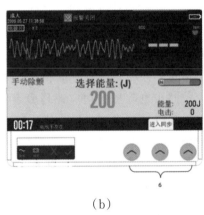

（b）

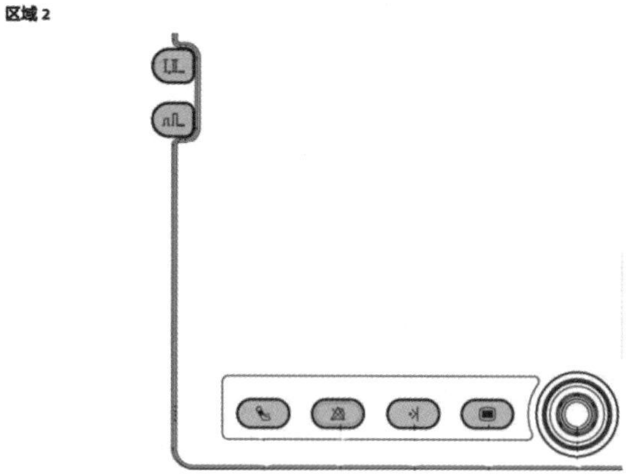

图20-3　除颤器面板、界面图

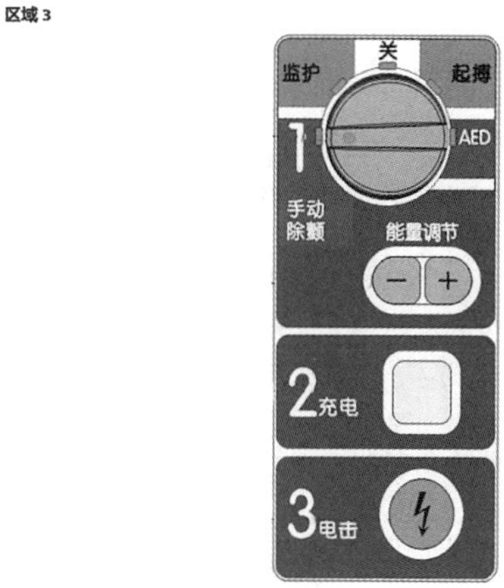

1.区域一

（1）显示屏。

（2）交流电源指示灯。

亮：除颤监护仪已经接通交流电源。

灭：除颤监护仪没有接通交流电源。

（3）电池指示灯。

黄灯亮：电池正在充电。

绿灯亮：电池已充满电或除颤监护仪正在使用电池供电。

灭：没有安装电池，或电池出现故障。

（4）状态指示灯：红叉。

闪烁：除颤监护仪检测到故障，或【电池不存在】，即设置为【指示灯开】时，未装电池。

（5）状态指示灯：绿勾。

亮：接通交流电源的情况下，除颤监护仪工作正常。

（6）软按键与屏幕上的热键名称对应。在不同工作模式下，同一软按键的功能并不一致。

2.区域二

（1）导联选择键：按下该按钮可以选择第一道 ECG 波形的导联。

（2）增益选择键：按下该按键可以选择第一道 ECG 波形的增益。

NIBP 键（配置 NIBP 功能时）：

a. 按下该按键可以启动或停止无创血压测量。

b. 记录键（未配置 NIBP 功能时）。

c. 按下该按键可以启动实时打印或终止正在打印的任务。

（3）报警暂停键：按下该按键可以暂停、恢复或关闭报警。

（4）事件标记键：按下该按键可以手动标记一些特定的事件。如果屏幕上事件标记菜单已打开，按下该按键可以关闭该菜单。

（5）主菜单键：如果主界面上没有打开菜单，则按下该按键可以打开主菜单。如果主界面上打开了菜单，则按下该按键　可以关闭菜单。

（6）旋钮：可以对该旋钮进行以下操作：

旋转：顺时针或逆时针旋转，从而移动焦点。

按下：按下旋钮可以确认某项操作。

3.区域三

（1）模式选择开关，旋转该开关可以选择进入：监护工作模式、AED　工作模式、手动除颤工作模式、起搏工作模式或关机。

（2）能量调节键，手动除颤工作模式下按该键进行能量选择。

（3）充电按键，按下此按键进行除颤能量充电。

（4）电击按键，按下此按键对病人进行电击治疗。

4.记录仪

（1）记录键按下该按键可以启动或停止记录任务。

（2）指示灯

　　亮：记录仪处于正常工作状态。

　　闪烁：记录仪出现故障或缺纸。

（3）出纸口。

（4）记录仪门。

（5）扳手，拉此扳手打开记录仪门。

5.体外除颤电极板（图20-4）

（1）电击按键。

（2）能量选择按键。

（3）电击指示灯。

（4）充电按键。

（5）电击按键。

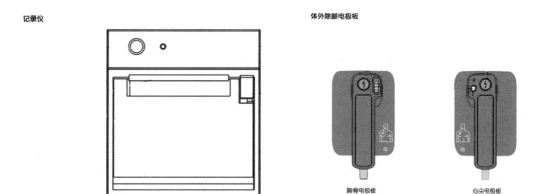

图 20-4　除颤器记录仪和体外除颤电极板

（6）仪器操作

1）将电源线插入交流电源插座中。旋转模式：选择开关进入所需要的工作模式。屏幕显示开机画面后，系统会发出"嘟"的一声，同时报警灯会由黄色变为红色，然后熄灭。开机画面消失，除颤监护仪进入所选的工作模式界面。

2）选择手动除颤，进入手动工作模式。

3）选择能量。

4）按面板上的充电按键进行充电。

5）按除颤仪面板上闪烁的电击按键对病人进行电击。

6）关闭主机。

7）除颤能量选择和同步复律。

8）观察接触阻抗，如图 20-5 所示。

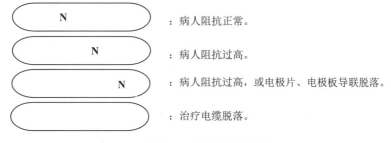

图 20-5　接触阻抗示意图

9）病人阻抗正常，除颤能量选 200J。

10）病人阻抗偏高，除颤能量低于 200J。

11）病人阻抗偏低，除颤能量高于 200J。

12）如需打开接触阻抗指示，请按照以下步骤进行操作：

①在"监护"、"手动除颤"或"起搏"模式下，按下前面板上的"主菜单"硬按键，然后选择【其他＞＞】→【配置管理＞＞】→输入正确的密码。

②选择【手动除颤设置】，将【接触阻抗指示】设置为【开】。

13）同步复律步骤。

①连接治疗电缆并安放电极板/多功能电极片；如果通过心电导联进行 ECG 监护，则需要连接心电电缆并安放心电电极。参考 ECG 导联监护。

②在手动除颤模式下，按下【进入同步】软按键进入同步复律工作模式。

③选择导联。所选择的导联波形必须具备清楚的信号和大 QRS 波群。

④确认 R 波标记出现在 R 波上方。如果 R 波标记未出现或出现在错误的位置（例如，在 T 波上），则选择其他的导联。

⑤确认除颤监护仪进入同步复律工作模式。这时，除颤信息区会出现"同步"标志，退出同步复律则"同步"消失。

⑥通过能量调节按键设定所需的能量值。

⑦按充电按键，如果使用的是带充电按键的电极板，也可以按电极板上的充电按键。

⑧确认当前病人需要进行电击，且除颤监护仪已经充电完成。确保此时无人与病人接触，且没有与病人连接的附件、设备等接触，大声并清楚地喊出"站开"。

⑨按住电击按键进行放电。如果使用的是电极板，按下并压住两个电极板上的电击按键。当探测到下一个 R 波时，除颤监护仪会发送一次电击。

14）无创起搏。

①按需模式：病人心率低于设定值，发起搏脉冲。

a.电极片电缆插入除颤监护仪右侧的治疗端口中，电极片与电极片电缆连接好，采用前－前或前－后摆放位置，将电极片贴放到病人身上。

b.将模式选择开关旋至"起搏"位置，默认设置为【直接】，选择导联，所选择的导联波形应带有容易识别的 R 波（如果 R 波标记未出现或出现在错误的位置，如在 T 波上，则选择其他的导联。）

c.设置起搏速率：旋转旋钮选择起搏速率或起搏电流热键，按下并转动旋钮即可进行设定。

d.按下【开始起搏】软按键进行起搏，这时除颤监护仪起搏信息区会出现提示信息"正在起搏…"。

②固定模式：除颤器按固定起搏速率，发起搏脉冲。

a.进入起搏工作模式。选择起搏状态区的起搏模式热键，将起搏模式切换至固定模式。如果使用了 ECG 导联，使用导联选择按键选择所需导联。

b.设置起搏速率 70，设置初始起搏电流 30；按下【开始起搏】软按键进行起搏，这时除颤监护仪起搏信息区会出现提示信息"正在起搏…"。

c.对起搏电流进行调节：增加起搏电流直至发生夺获（夺获的标志是在每个起搏标记之后都有QRS波群），然后再将起搏电流调低到可维持夺获的最低级别。确认在外周循环有脉搏。

[思考讨论]

（1）起搏能量的影响因素是什么?分析能量与经心电流的关系。

（2）无创起搏的关键因素是什么?手动如何控制?

实验二十一　超声透射成像实验

在某些软组织中，声速的变化不大，超声的衍射、折射等现象可以忽略，就可以采用类似于 X-CT 理论中的 Radon 变换，得到被测介质的参量（声速、衰减系数）与接收数据之间的线性关系。围绕介质选择多个方向发射超声波，利用 X-CT 中的图像重建方法重建被测介质的声学参量（声速、衰减系数）的分布图像。由于超声波具有无电离辐射、对人体无害、设备价格便宜等优点，被广泛应用于生物医学工程、无损检测、地球物理、模式识别等领域。

实验利用超声波在水中被物体阻挡后衰减的机理，通过超声成像仪发射和接收换能器信号，输出的电压信号送入计算机的数模转换卡。数模转换卡的另外一个通道可采集换能器的跃变位置信息，并将数据提供给成像程序，画出物体某一断层的截面图。

[实验目的]

（1）了解透射式超声的成像原理。
（2）掌握透射式超声成像仪的测量方法。
（3）完成透射式超声成像仪的实际操作。

[实验仪器与器材]

计算机，透射式超声成像仪，旋转式圆筒储水槽，自动控制电机，发射和接收换能器，数据采集系统及计算机辅助软件，USB专用连接线等。

图21-1是透射式超声成像实验装置的主要组成。

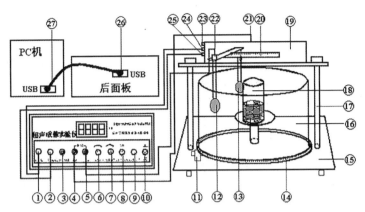

①信号输入/定标信号输入；②定标/扫描输出；③信号放大输出；④输入；⑤输出；⑥幅度调节；⑦频率调节；⑧定标/扫描选择；⑨定标/扫描执行；⑩仪器电源开关；⑪旋转水槽制动器；⑫接收换能器；⑬发射换能器；⑭转盘刻度；⑮水槽定座；⑯可旋转水槽；⑰支架；⑱被测物体；⑲定标/扫描执行控制箱；⑳定标尺；㉑发射换能器接口；㉒接收换能器接口；㉓定标信号输出；㉔信号输出；㉕定标/扫描输入；㉖后面板 USB 接口；㉗计算机 USB 接口

图21-1　透射式超声成像实验装置

1.实验水槽

水槽中心的托盘上放置被测物体，支架上装有传动装置，通过电机的转动带动滑杆完成平行移动。换能器被固定在滑杆上，通过调节可以保持两个换能器正面相对。发射换能器用同轴电缆接到超声波测试仪的换能器输出插座；接收换能器用同轴电缆接到超声波测试仪的换能器输入插座。换能器的位置参数可通过电路转换成电压信号，送入数据采集系统。

2.透射式超声成像仪

透射式超声成像仪是整个测试系统的中心，通过发射电路以及接收电路与石英晶体换能器相连。晶体表面的压电效应，使它可以把机械波与振荡电路所产生的连续脉冲进行转换。在发射端，电路中的高频方波信号加在压电晶体上。逆压电效应晶体表面产生相应的高频机械振动，形成超声波；在接收端，由压电效应把高频机械振动波转换成电信号。选用优质的换能器，保证发射超声波的波束非常窄，方向性很好，因此其测量精度可高达毫米的数量级。仪器面板上的插座③（信号放大输出），其内部已接通，外部无须连接，只用于调试检测用。

3.数据采集系统

由单片机组成的数据采集系统，实现计算机辅助软件控制下的自动数据采集。在实验中需要获得换能器在电压跃变时的位置信息，这就需要把位置信息转换成可供单片机处理的电信号。采用一个专门的同步机构，使滑块与分压电路相连。滑块移动时相当于滑线变阻器的滑动触点在同步移动，对应的分压比也同步变化，从而获得与位置信息相对应的电压信号。当滑杆行进过程中信号幅度发生跃变时，单片机采集到该位置对应的电压信号，然后由定标程序将电压数值还原为位置信息。由于换能器接收到的信号较小，所以需要通过接口电路进行处理，将采集到的信号进行放大、整形处理，再送入仪器内部的单片机。采用这种方法既可以提高单位距离的分辨率，又能提高电路的相对稳定性。

[实验原理]

目前，超声成像理论是以射线理论或波动方程为依据，建立起介质的声学参量与声场（接收数据）之间的关系，再利用各种重建算法来重建介质图像。理论的推导过程都存在一定的假设条件和不同程度地近似，在透射式超声成像中要求无散射条件等。透射式超声发射器和接收器位于被测介质的两侧，根据接收透射的超声波来得到介质的信息。根据这些信息，利用图像重建算法来重建介质的图像。

利用超声波在传播时被物体阻挡后衰减的机理，透射式超声成像实验仪通过超声换能器发射和接收信号。透射式超声成像一般由两个相对放置的超声换能器来完成超声波的发射和接收工作。其换能器被安装在一个旋转架上，采集各个角度下的边缘位置。实验过程中由单片机自动生成数据文件，最后由成像程序调用此数据文件生成图像，得到被探测对象各断面的图像。换能器接收的电压信号送入数据采集系统，数据采集系统的另一通道采集换能器的跃变位置信息，并将数据提供给成像程序，最终利用图像重建技术在计算机的辅助下得到一个二维的断面参数分布图像。

[实验内容]

1.准备

（1）按照图 21-1 进行接线，将超声成像实验仪的换能器输入和换能器输出分别与同轴电缆与水槽两换能器插座连接；实验仪的信号输入插座用七芯线与定标/扫描执行控制箱的信号输出插座连接。

（2）在检查接线无误后，打开计算机及仪器的电源开关。点击桌面"超声成像实验"打开透射式超声成像实验的计算机辅助软件，屏幕上将显示如图 21-2 所示的主界面（注：无框内图形）。

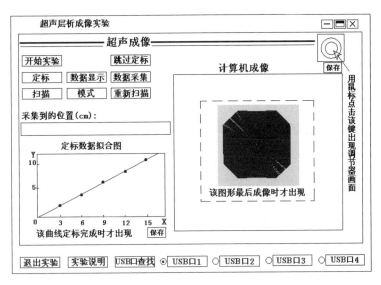

图 21-2　计算机辅助软件的主界面

（3）选定主界面上相应编号的 USB 口。如果计算机是第一次使用该实验仪，需要先运行一下 USB 驱动程序，选定主界面上相应编号的 USB 口。单击图 21-2 中"USB 口查找"，屏幕上将弹出一个小菜单，如图 21-3 所示，主界面上相应编号的 USB 口的选定。用鼠标点击"端口句柄查找"，则会显示出 USB 口的序号，接着用鼠标选定主界面上的相应编号的 USB 口（例如"USB2"）。出现"ok！端口正确"后，选择"确定"。

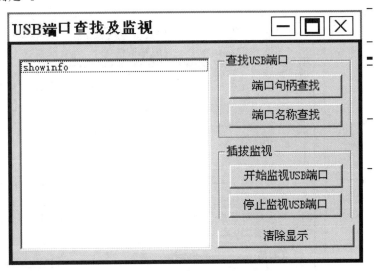

图 21-3　主界面上相应编号的 USB 口的选择

（4）定标。把仪器面板上的"定标/扫描选择"开关往下拨到"定标"位置。点击主界面上的"开始实验"按钮，再点击"定标"按钮。按菜单提示人工把标尺移到指定位置3cm处，按仪器面板上的"定标/扫描执行"键，控制器会自动将标尺移到指定位置处停止；再点击"数据采集"按钮，点击"数据显示"。分别按提示把标尺移到指定位置6cm，9cm，12cm，15cm处重复以上操作步骤，直到定标完成提示"请将标尺移到0厘米处"。点击"数据采集"按钮，"确定"后，软件自动生成"定标数据拟合图"（应该为一直线，可保存）。单击"确定"按钮。从而完成定标（如果实验者认为不需要"定标"，可以在点击"定标"键后，接着点击"跳过定标"）。

2.测量

（1）调节接收换能器的最大值。把仪器面板上"定标/扫描"选择键往上拨到"扫描"位置，这时候换能器将自动移回到扫描起点0mm处。用鼠标点击"扫描"或者主界面右上角的箭头指示图标，会弹出如图21-4所示调节器画面。在弹出的"接收换能器最大值调节"对话框中，点击"开始读数"。仔细调节发射换能器与接收换能器的方向，使两个换能器的端面保持平行。然后调节实验仪的输出频率为850kHz左右（该实验仪输出频率的调节范围：700kHz～900kHz）；再仔细调节超声成像实验仪的"输出幅度"旋钮，使软件读数窗口显示的电压值在6.5～8.5V。然后细调频率使这个电压值为最大。也可以适当调节"输出幅度"旋钮，使电压读数保持在6.5～8.5V。例如，把电压值调节到6.5V左右，当电压值稳定30s钟后，点击"停止读数"按钮，这时候图中将显示出低点和高点阈值，如不修改，接着点击"确定"按钮，图中将显示出低点和高点阈值。（或是点击"默认值"按钮，则低点和高点阈值，分别为3V和6V）。

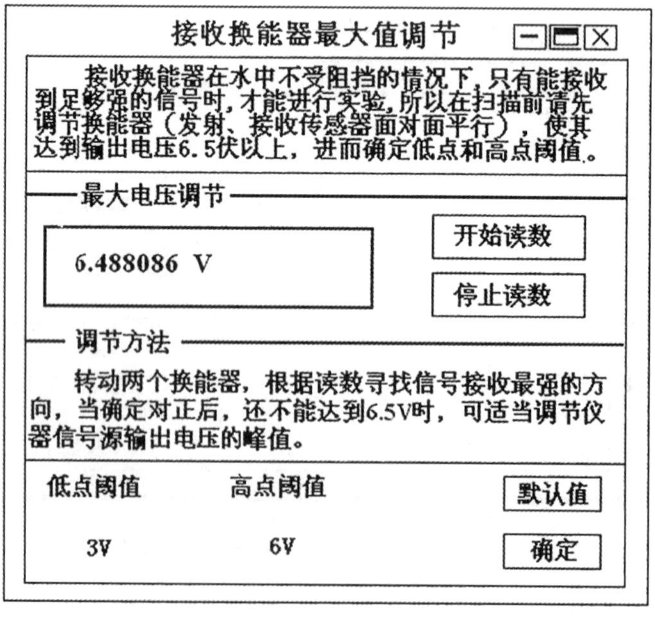

图21-4 调节器画面

（2）观察"定标数据拟合图"。若"定标数据拟合图"的线性特征明确，则单击"扫描"按钮；否则需要重复准备步骤1准备中的第（4）步定标。

（3）模式选择。点击图21-2所示的主界面"模式"按钮。在弹出的"模式选择"对话框中输入预设转盘每次转动的角度值（该值必须是180°的约数。预设值越小分辨率越高，但需要实验时间会相应延长）。如不修改，那么默认值是"30°"，点击"确定"按钮。

（4）开始扫描。点击图21-2所示的主界面的"扫描"按钮，按提示转动转盘至指定角度（例如"30°"）。点击图21-5所示的扫描界面的"开始"按钮和按下仪器面板的"定标/扫描执行"键后，换能器会自动来回采样一次。若采样成功则会显示"本步骤完成"，并显示4次采集数据，将4个测量数据记入表21-1。然后单击"确定"按钮；计算机自动将平均值显示在屏幕上。

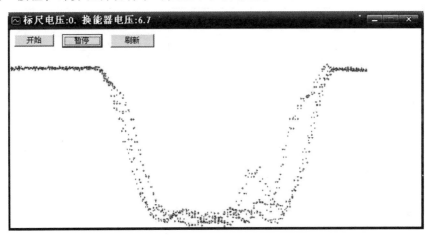

图21-5　扫描界面

（5）扫描数据。把转动角度分别调节到"12°，24°……"，"60°，90°，120°，150°"，重复步骤2测量中的第（4）步开始扫描。

（6）成像与保存。两次点击"确定"按钮，"确定"按钮转变为"成像"按钮，再点击"成像"按钮，计算机主界面上显示成像图形如图21-2所示。利用右上角的"保存图像"按钮保存截面图或打印。

[数据记录与处理]

记录在不同角度下，物体边缘的位置信息，填入表21-1中。

表21-1 透射式超声成像数据记录表(参考附录表格)

角度（度）	跃变位置1	跃变位置2	跃变位置2′	跃变位置1′
0.0				
12.0				
24.0				
36.0				
48.0				
60.0				
72.0				
84.0				
96.0				
108.0				
120.0				
132.0				
144.0				
156.0				
168.0				

数据送计算机处理后，程序运行得到结果图像。总结透射式超声的成像原理、实验关键步骤、实验结论，并讨论其优缺点。

[注意事项]

（1）将被测物体置于圆筒托盘上，并确保在整个实验过程中不被移动。

（2）若重复查找端口，则可能不出现端口数，此时只有重新换电脑的USB口。

（3）如果在数据扫描时有某一组数据不好，可以通过点击"重新扫描"，把原来的数据替换掉，不需要从头开始重做。

（4）旋转式圆筒储水槽为玻璃器皿。

[思考讨论]

（1）在测量时为什么要使两个换能器端面保持平行？

（2）在预设转盘每次转动的角度值时，为何该值必须是180°的约数？

（3）什么是压电效应？

（4）超声波是如何产生的和接收的？

[附录]

表21-2　透射式超声成像数据记录表（参考范例）

角度（度）	跃变位置1	跃变位置2	跃变位置2′	跃变位置1′
0.0	13.92	4.26	6.01	15.43
12.0	14.24	4.44	6.20	15.51
24.0	14.20	4.53	6.48	15.69
36.0	14.46	4.68	6.49	15.82
48.0	14.58	4.80	6.64	15.88
60.0	14.62	4.84	6.71	16.00
72.0	14.50	4.96	6.90	16.12
84.0	14.62	5.00	6.87	16.13
96.0	14.69	5.00	6.75	16.16
108.0	14.69	5.00	6.80	16.13
120.0	14.46	4.92	6.91	16.05
132.0	14.46	4.80	6.71	16.01
144.0	14.35	4.72	6.60	15.89
156.0	14.29	4.57	6.33	15.75
168.0	14.11	4.45	6.41	15.55

注：数据记录的是圆柱形玻璃瓶在各个角度下物体边缘的位置信息，每次转动12°的数据记录。

实验二十二　核磁共振实验

核磁共振具有核磁元素多、分辨率高、灵敏度高，可深入物质内部而不破坏样品，以及能进行动态测量等特点而得以迅速发展和广泛应用，在科研和生产中发挥了巨大作用。在物理学方面，利用NMR研究原子核的结构和性质、凝聚体的相变和弛豫过程以及临界现象等；在化学方面，利用NMR研究有机材料的反应过程等；在生物医学方面，利用NMR研究生物组织（包括活体）的组织和生化过程，结合NMR波谱与MRI成像进行生理分析和医学诊断等。此外该技术还广泛应用于工业、农业和考古等领域。

一般通过利用实验仪器观测核磁共振图像，用量子的观点和经典图形的方式进行解剖，从而了解核磁共振实验的原理。核磁共振实验用于证实原子核磁矩的存在及测量原子核磁矩的大小，由此推导出原子核的朗德因子 g。

[实验目的]

（1）了解核磁共振的实验基本原理。

（2）研究射频磁场的强弱对共振信号强度的影响。

（3）学习利用核磁共振校准磁场和测量朗德因子 g 的方法。

（4）观察聚四氟乙烯样品的核磁共振现象并测量朗德因子 g。

[实验仪器与器材]

如图22-1所示，核磁共振实验装置，主要由永久磁铁、扫场线圈、边限振荡器（含探头）、扫描磁场电源、频率计、示波器等组成。绕在样品盒上的线圈为边限振荡器电路的组成部件，当非核磁共振状态下，处于边限振荡状态。电磁能施加在样品上，方向与静磁场的方向垂直，振荡电路处于似振非振状态。示波器上几乎无信号显示。当核磁共振发生时，样品离子吸收振荡电路提供能量，振荡电路显著振荡，示波器上显示出核磁共振信号。

1.边限振荡器

处于振荡与不振荡边缘状态的LC振荡器，样品放在振荡线圈中，振荡线圈和样品一起放在磁铁中。当振荡器的振荡频率近似等于共振频率时，振荡线圈内射频磁场能量被样品吸收，使振荡器停振，振荡器的振荡输出幅度大幅度下降，从而检测到核磁共振信号。

2.频率计

调节并显示振荡线圈的频率大小和幅度。

3.示波器

核磁共振信号的显示和观察。

4.扫场磁场电源

扫场电源控制共振条件周期性发生以便示波器观察，同时可以减小饱和对信号强度的影响。其中："扫场控制"的"频率调节"旋钮和"速度调节"旋钮可以改变扫场电压的频率和单周期速度，如此可观测到共振信号的饱和现象；"相位调节"旋钮可改变扫场信号与共振信号之间的相位关系（必须将"同步信号"输出接到示波器的CH1或CH2通道时才可以调节相位）。

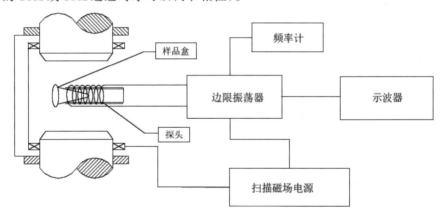

图22-1　核磁共振实验装置

[实验原理]

观察核磁共振现象产生的方法：①扫频法，保持静磁场强度不变，连续改变射频磁场的频率；②扫场法，保持射频场的频率不变，连续改变静磁场强度的大小。本实验采用扫场法。

1.核磁共振现象与共振条件

原子的总磁矩 $\vec{\mu}_j$ 和总角动量 $\vec{P}_j$ 存在如下关系：

$$\vec{\mu}_j = -g\frac{e}{2m_e}\vec{P}_j = g\frac{2\pi\mu_B}{h}\vec{P}_j = \gamma\vec{P}_j \tag{22-1}$$

式中，g 为朗德因子，e 和 m_e 为电子电荷和质量，μ_B 为玻尔磁子，γ 为原子的磁旋比。对于自旋不为零的原子核，核磁矩 $\vec{\mu}_I$ 和自旋角动量 $\vec{P}_I$ 满足如下关系：

$$\vec{\mu}_I = -g\frac{e}{2m_p}\vec{P}_I = g\frac{2\pi\mu_N}{h}\vec{P}_I = \gamma\vec{P}_I \tag{22-2}$$

按照量子理论，存在核自旋和核磁矩的量子力学体系。在外磁场 B_0 中能级将发生塞曼分裂，相邻能级间具有能极差 ΔE。当有外接条件提供与 ΔE 相同的磁能时，将引起相邻塞曼能级之间的磁偶极跃迁，如塞曼能级的能量差 $\Delta E = \dfrac{\gamma B_0 h}{2\pi}$ 的氢核发射能量为 $h\nu$ 的光子，当 $h\nu = \dfrac{\gamma B_0 h}{2\pi}$ 时，氢核将吸收这个光子由低塞曼能级跃迁到高塞曼能级，这种共振吸收跃迁的现象称为核磁共振。核磁共振发生的条件电磁波的圆频率为：

$$\omega_0 = \gamma B_0 \tag{22-3}$$

2.扫场法产生核磁共振现象

扫场法产生核磁共振时，磁场的大小并不易控制，$h\nu = \dfrac{\gamma B_0 h}{2\pi}$ 的条件并不是很容易满足。因此，在主磁场 B_0 上叠加一个低频的交变磁场 $\tilde{B} = B_m \sin\omega t$，使氢质子的能级能量差 $\dfrac{\gamma h}{2\pi}(B_0 + B_m \sin\omega t)$ 有一个变化的区域，调节射频场的频率 ν，使得射频场的能量 $h\nu$ 能进入这个区域，某一瞬间等式 $h\nu = \dfrac{\gamma h}{2\pi}(B_0 + B_m \sin\omega t)$ 总能成立。图 22-2 所示为扫场法产生核磁共振现象。

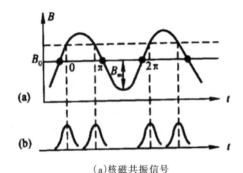

（a）核磁共振信号 　　　　　　　（b）等间距共振信号

图 22-2　扫场法产生核磁共振现象

当核磁共振信号等间距时，共振点处 $h\nu = \dfrac{\gamma h}{2\pi}(B_0 + B_m \sin \omega t)$，$B_m \sin \omega t$ 为未知数，无法求解 B_0 的值。调节射频场的频率 ν，使得共振信号等间距时，共振点处 $B_m \sin \omega t = 0$，$h\nu = \dfrac{\gamma B_0 h}{2\pi}$，$B_0 = \dfrac{2\pi \nu}{\gamma}$ 的值可以求解出。

3. 朗德因子 g 的测量方法

根据公式（22-2）和公式（22-3）可知，$g = \dfrac{h\gamma}{2\pi \mu_N}$，其中 $\gamma = \dfrac{\omega_0}{B_0}$，$\omega_0 = 2\pi f$，代入计算得朗德因子 g 的计算公式：

$$g = \frac{h\gamma}{2\pi \mu_N} = \frac{h\omega_0}{2\pi \mu_N B_0} = \frac{hf}{\mu_N B_0} \tag{22-4}$$

式中，核磁子 $\mu_N = \dfrac{\mu_B}{1836.1} = 5.05 \times 10^{-27} \mathrm{A \cdot m^2}$，玻尔磁子 $\mu_B = 9.27 \times 10^{-24} \mathrm{J \cdot T^{-1}}$，普朗克常量 $h = 6.62 \times 10^{-34} \mathrm{J \cdot s}$，代入式（22-4）计算可知：

$$g = \frac{hf}{\mu_N B_0} = \frac{1836.1hf}{\mu_B B_0} = \frac{1836.1 \times 6.62 \times 10^{-34} f}{9.27 \times 10^{-24} B_0} \tag{22-5}$$

式中，B_0 为核磁共振的静磁场强度，f 为聚四氟乙烯氟原子核的共振频率，由频率计读出，代入计算可得氟核的朗德因子 g。

[实验内容]

1. 扫场法产生核磁共振

在施加不同大小扫场电压情况下，观察水样品的核磁共振现象，记录每种情况下的共振峰形和对应的频率。具体步骤如下：

（1）将样品外部用铜皮屏蔽包裹，放入永磁铁的样品插槽中。

（2）边限振荡器的"检波输出"接示波器的"CH1"端，示波器的"方式"设置为"CH1"。

（3）边限振荡器的"频率测试"端接多功能计数器的"输入 A"；调压器插头接入 220V 的电压。

（4）固定扫场调压器输出电压为 100V，调节边限振荡器的"频率调节"旋钮，使示波器上出现核磁共振信号，由频率计读取此时边限振荡器频率值 f_1；置示波器扫描时间为 5ms/div，调节边限振荡器的"频率调节"旋钮使核磁共振信号等间距，间隔 10ms，由频率计读取此时边限振荡器频率值 f_2；调节边限振荡器的"频率调节"旋钮，观察示波器上核磁共振信号消失时，由频率计读取此时边限振荡器频率值 f_3。

（5）改变调压器的输出电压值（低于100V），重复步骤（4）。

（6）观察和判断扫场电压的变化对共振峰形的影响，确定能应用于永磁铁磁场 B_0 的共振频率，以此频率和质子的旋磁比值 $\gamma = 267.53\text{MHz/T}$，计算样品所在位置的磁场 B_0。

（7）根据记录的数据，计算扫场的幅值 B_m。

2.研究射频磁场的强弱对共振信号强度的影响

（1）固定提供扫场的调压器输出电压为100V，调节边限振荡器的"频率调节"旋钮，使示波器上出现核磁共振信号。

（2）调节边限振荡器的"幅度调节"旋钮，观察示波器核磁共振信号的变化，记录对应时刻的边限振荡器的幅度调节的刻度值和示波器显示的核磁共振强度信号值。

（3）绘制射频磁场的强度对共振信号强弱影响的曲线，研究核磁共振信号波形随边限振荡器的幅度的变化规律。

3.观察聚四氟乙烯样品的核磁共振现象，并计算氟核的 g 因子

（1）将样品为水的探头换为样品为聚四氟乙烯的探头，示波器的纵向放大旋钮调节到50mV/格或20mV/格。

（2）重复实验内容（1）中的方法和步骤，测量聚四氟乙烯样品，计算样品所在位置的静磁场强度 B_0 和聚四氟乙烯氟原子核的共振频率 f。

（3）根据公式（22-5），将核磁共振的静磁场强度 B_0，聚四氟乙烯氟原子核的共振频率 f，代入计算可得氟核的朗德因子 g。

[数据记录与处理]

一、施加不同的扫场电压，观察核磁共振现象

样品为水，观察质子的核磁共振现象。记录数据如下：①记录共振信号出现时，共振点的频率 f_1；②记录共振信号等间距时，共振点的频率 f_2；③记录共振信号消失时，共振点的频率 f_3（表22-1）。

表22-1 扫场法产生核磁共振现象数据记录表

扫场电压（V）	f_1（MHz）	f_2（MHz）	f_3（MHz）
100			
75			
50			
25			
5			

1.计算磁场强度 B_0

根据公式 $h\nu = \dfrac{\gamma B_0 h}{2\pi}$，其中：旋磁比值 $\gamma = 267.53\text{MHz/T}$，射频场的频率 ν 取共振信号等间距时，共振点的频率 f_2 的平均值。计算磁场强度 $B_0 = \dfrac{2\pi\nu}{\gamma}$。

2.计算扫场的幅值 B_m

根据 $h\nu = \dfrac{\gamma h}{2\pi}(B_0 + B_m \sin \omega t)$，计算扫场的幅值 B_m。

$$\begin{cases} hf_1 = \dfrac{\gamma h}{2\pi}(B_0 - B_m) \\[2mm] hf_2 = \dfrac{\gamma h}{2\pi}B_0 \\[2mm] hf_3 = \dfrac{\gamma h}{2\pi}(B_0 + B_m) \end{cases} \tag{21-6}$$

推导可知，扫场的幅值为：$B_m = \dfrac{\pi(f_3 - f_1)}{\gamma}$。根据记录数据带入计算，扫场的幅值 B_m 与扫场电压 U 成线性关系。

二、射频磁场的强度与共振信号强弱关系

将测得数据填入表22-2中。

表22-2 射频磁场的强度与共振信号强弱关系的数据记录表

射频磁场强度	示波器读数	放大倍数	共振信号强弱
10			
9.8			
9.6			
9.4			
9.2			
9.11			
9			
8			
7			
6			

根据上表记录数据，绘制图22-3射频磁场的强度对共振信号强弱影响的曲线。

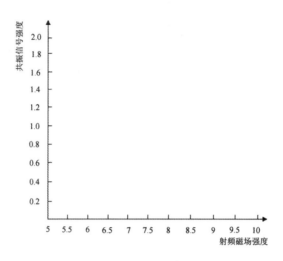

图22-3　射频磁场的强度对共振信号强弱影响的曲线

　　射频磁场的强度对共振信号强弱影响的曲线表明，共振信号强度先随着射频磁场的增强而增强，达到峰值后随着射频磁场的增强而减弱。

三、观察聚四氟乙烯样品的核磁共振现象，并计算氟核的朗德因子 g

　　如图22-4所示，水样品和聚四氟乙烯核磁共振信号强弱对比实验，（a）水样品的核磁共振信号很明显，（b）聚四氟乙烯的核磁共振信号很弱，因为氟原子核的核磁共振信号比较弱，实验过程中调出聚四氟乙烯的核磁共振信号也很困难。

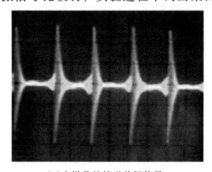
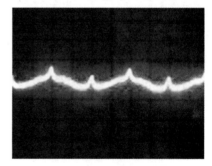

（a）水样品的核磁共振信号　　　　　　　　（b）聚四氟乙烯的核磁共振信号

图22-4　水样品和聚四氟乙烯核磁共振信号强弱对比实验

　　根据公式（22-5）可知，氟核的朗德因子 g 满足如下关系：

$$g = \frac{hf}{\mu_N B_0} = \frac{1836.1 hf}{\mu_B B_0} = \frac{1836.1 \times 6.62 \times 10^{-34} f}{9.27 \times 10^{-24} B_0}$$

式中，B_0 为核磁共振的静磁场强度，f 为聚四氟乙烯氟原子核的共振频率，由频率计读出，代入计算可得氟核的朗德因子 g。

[注意事项]

（1）永磁体的磁极面是抛光处理的软铁，要防止损伤表面，影响磁场的均匀性。

（2）射频线圈既是发射线圈又是信号接收器，容易受到空间周围环境的影响，实验室周围应无明显的高频信号和无线电干扰源。

（3）线圈的几何形状和绕线状况，对吸收信号的质量影响较大，安放时应注意保护，不要把保护罩脱掉，防止变形及破裂。

（4）适当提高射频幅度可提高信噪比，但过大的射频幅度会引起边限振荡器自激。

（5）为延长系统使用寿命，关机前，磁场电流和扫场电流应调至空位，再关机。

[思考讨论]

（1）何谓核磁共振？

（2）对核磁共振的检测对象有哪些要求？

（3）如何确定对应于静磁场 B_0 时核磁共振的共振频率 f？

（4）B_0、B_m、$\tilde{B}$ 的作用是什么？如何产生的？它们有什么区别？

（5）如何用调频法来实现核磁共振？当频率正好等于共振频率时，示波器上的 NMR 信号有什么特征？

实验二十三　液体表面张力系数的测定

[实验目的]

(1)用拉脱法测量室温下液体的表面张力系数。

(2)学习力敏传感器的定标方法。

[实验仪器]

液体表面张力测定仪、铁架台、液面调节机、固定杆、液槽和圆环形吊片、NaOH溶液。

[实验原理]

液体内部分子之间存在相互作用的力，内部分子受到周围其他分子对它的作用力后，因对称性，该分子受到的合力为零。而处于液体表面层的分子，例如液体和气体交界处，液体分子受到周围其他分子的力将不再具有对称性，合力指向液体内部，导致液体表面在宏观上具有一种收缩的趋势。这种促使液体表面收缩的力称为液体的表面张力。表面张力的存在形成了一系列日常生活中可以观察到的特殊现象，例如细管内的毛细现象、肥皂泡现象、液体与固体之间的浸润与非浸润现象等。

设想把液面用分界线 MN 分成两部分，则分界线两侧的液面因收缩产生表面张力，相互作用于对方，两个力大小相等，方向相反。实验表明，表面张力的大小 F 与分界线的长度 L 成正比，即

$$F = \alpha L \tag{23-1}$$

式中，α 称之为液体的表面张力系数，单位是 N/m，其大小与液体的种类有关，受温度影响。当纯净的液体内加入杂质时，表面张力系数也会发生变化。

液体的表面张力是表征液体性质的一个重要参数，测量液体的表面张力系数有

很多种方法。毛细管法测液体表面张力系数时，先将毛细管插入液体中，当液体能浸润毛细管壁时，液体由于表面张力的原因将在毛细管中上升，若液体完全浸润管壁，则在管中上升的高度为

$$h = \frac{2a}{\rho r g} \quad (23-2)$$

式中，ρ 为液体的密度，r 为毛细管半径，g 为重力加速度。用测高仪测出液体上升的高度，用读数显微镜测出毛细管的内半径，即可求得液体的表面张力系数。但用测高仪测液柱高度过于粗糙，测量精度不高，实验室一般采用拉脱法进行测量。

如图 23-1 所示，把一个圆环形金属片从液体中拉出来，在金属片脱离液体表面时受到的表面张力大小为表面张力系数乘上脱离表面的周长，即

$$F = \alpha \pi (D_1 + D_2) \quad (23-3)$$

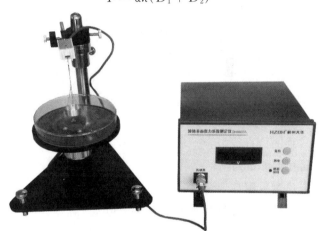

图 23-1　液体表面张力测定仪

式中，D_1，D_2 分别为圆环的外径和内径，表面张力在 $1 \times 10^{-3} \sim 1 \times 10^{-2}$ N，对测量力的仪器要求较高，需要有一种量程范围较小，灵敏度高且稳定性好的测量力的仪器。近年来，新发展的硅压阻式力敏传感器张力测定仪正好能满足测量液体表面张力的需要。它比传统的焦利秤、扭秤等灵敏度高，稳定性好，且可用数字信号显示，利于计算机实时测量。

硅压阻式力敏传感器由弹性梁和贴在梁上的传感器芯片组成，其中芯片由四个硅扩散电阻集成一个平衡电桥。当外界压力作用于金属梁时，在压力作用下，电桥失去平衡，此时将有电压信号输出，输出电压大小与所加外力成正比，即

$$\Delta U = KF \quad (23-4)$$

式中，F 为外力的大小，K 为硅压阻式力敏传感器的灵敏度，ΔU 为传感器输出

电压的大小。

将圆环形金属片挂在传感器的小钩上,使其平行于液面。调节液面高度,使其渐渐上升,将环片的下沿部分全部浸没于待测液体。然后反向调节液面高度调节螺丝,使液面逐渐下降。这时,金属环片和液面间形成一环形液膜,继续下降液面,测出环形液膜即将拉断前一瞬间数字电压表读数值U_1和液膜拉断后一瞬间数字电压表读数值U_2。通过式(23-4)即可求出F的大小。再测出圆环形金属片外径和内径,即可根据式(23-3)算出液体的表面张力。

[实验步骤]

1.力敏传感器的定标

每个力敏传感器的灵敏度都有所不同,在实验前,应先将其定标,定标步骤如下:

(1)打开仪器的电源开关,将仪器预热。

(2)在传感器梁端头小钩中,挂上砝码盘,调节测定仪面板上的调零旋钮,使数字电压表显示为零。

(3)在砝码盘上分别加0.5g、1.0g、1.5g、2.0g、2.5g、3.0g等质量的砝码,记录这些砝码力F作用下,数字电压表的读数值U。

(4)用最小二乘法作直线拟合,求出传感器灵敏度K。

2.圆环形金属片的测量与清洁

(1)用游标卡尺测量圆环形金属片的外径D_1和内径D_2。

(2)圆环形金属片在NaOH溶液中浸泡20~30s,然后用清水洗净。

3.液体的表面张力系数的测量

(1)将金属环状吊片挂在传感器的小钩上,调节液面高度,将液体升至靠近环片的下沿,观察环状吊片下沿与待测液面是否平行。如果不平行,将金属环状片取下后,调节吊片上的细丝,使吊片与待测液面平行。

(2)调节液面高度调节螺丝,使其渐渐上升,将环片的下沿部分全部浸没于待测液体,然后反向调节液面高度调节螺丝,使液面逐渐下降。这时,金属环片和液面间形成一环形液膜,继续下降液面,测出环形液膜即将拉断前一瞬间数字电压表读数值U_1和液膜拉断后一瞬间数字电压表读数值U_2。

(3)根据电压差求出表面张力,算出液体的表面张力系数,并与标准值进行比较。

[实验数据与结果]

1.传感器灵敏度的测量（表23-1）

表23-1　传感器灵敏度的测量

砝码（g）	0.500	1.000	1.500	2.000	2.500	3.000
电压(mV)						

经最小二乘法拟合得 $K=$ _____ mV/N。

2.水的表面张力系数的测量（表23-2）

金属环外径 $D_1=$ _____ cm，内径 $D_2=$ _____ cm，水的温度：$t=$ _____ ℃.

表23-2　水的表面张力系数的测量

测量次数	U_1（mV）	U_2（mV）	$\triangle U$（mV）	F（N）	α（N/m）
第1次					
第2次					
第3次					
第4次					
第5次					

平均值：$\bar{\alpha}=$ _____ N/m。

[思考与讨论]

（1）测量前圆环形金属片为什么要在NaOH溶液中泡一会儿？

（2）分析吊环即将拉断液面前的一瞬间电压表读数值由大变小的原因。

[附录]

表23-3　水的表面张力系数的标准值

α（N/m）	0.07422	0.07322	0.07275	0.07197	0.07118
水温 t（℃）	10	15	20	25	30

实验二十四　多普勒效应的模拟

波源与听者相互靠近或远离时，听者接收到波的频率会发生变化，该理论被称为多普勒效应。多普勒效应被广泛应用于科学研究、材料无损检测、声学测速及激光测速、交通管理、超声全息医疗诊断、海洋污染检测以及声学遥感、气象预报等众多领域。

根据多普勒效应，应用 Matlab 软件编程，对声源和听者不在同一直线上运动的情况下产生的多普勒效应特性进行模拟，可绘制出声源发出和听者接收到的信号波形图，并生成其相应的声音。

[实验目的]

(1)了解波源和听者之间有相对运动时，声源频率与听者接收到的声音频率的差异。

(2)掌握多普勒效应的现象。

(3)掌握多普勒效应的频率的变化特征。

[实验仪器与器材]

计算机，Matlab 软件。

[实验原理]

多普勒效应是指声源和听者之间存在相对运动而发生的收听频率和声源频率不一致的现象。①当声源和听者相对于介质都不动时，听者接收到波的频率等于波源的频率。②声源相对于介质不动，当听者朝着波源运动时，听者接收到的频率增大；当听者远离声源时，听者接收到的频率减小。当听者的速度与波速相等时接收不到波，此时接收到的频率变为零。③听者相对于介质不动，当波源接近听者时，听者接收到的频率增大；波源远离听者时，听者接收到的频率减小。

如图 24-1 所示，多普勒效应的物理模型，设声源和听者的水平间距 $x_0=500$m，最小垂直距离 $y_0=30$m，声源沿水平方向以 $v=60$m/s 的速度运动，听者静止不动，声源的角频率 $\omega=1000$rad/s。

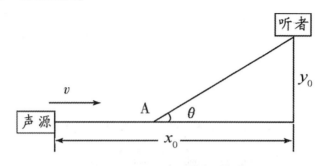

图 24-1　多普勒效应的物理模型

设声源发出的信号为两种频率的合成，声源的信号方程为：

$$u=\sin\omega t+\sin 1.1\omega t \tag{24-1}$$

经过时间 t 后，声源运动到 A 点，声源和听者之间的连线与水平方向成 θ 角，此时听者所探测到的声波频率为：

$$\omega'=\frac{c\omega}{c-v\cos\theta} \tag{24-2}$$

式中，c 为声波在空气中的传播速度，$\cos\theta=\dfrac{x_0-vt}{\sqrt{(x_0-vt)^2+y_0^2}}$，由于声源的运动速度和声波传播的速度具有可比性，所以必须考虑听者接收到声波的时间延迟：

$$t'=t+\frac{\sqrt{(x_0-vt)^2+y_0^2}}{c} \tag{24-3}$$

以声波开始运动的时刻作为时间的起始点，则听者接收到的声波为：

$$u'=\sin\omega't'+\sin 1.1\omega't' \tag{24-4}$$

[实验内容]

1.多普勒效应模拟主程序

通过 Matlab GUI 功能设计多普勒效应模拟程序执行界面。多普勒效应模拟软件界面的主程序 doppler_main.m 部分代码见本实验附录。

2.信号波形图和声音模拟子程序

通过Matlab仿真模拟声源发出的信号和听者接收的信号的波形图和声音，运行软件界面的"绘图并生成声音"按钮，执行信号波形图和声音模拟子程序doppler.m代码（见本实验附录）。

如图24-2所示，多普勒效应模拟程序执行界面，具有极强的可视性和人机交互特性，具体功能如下：①参数设置和按钮操作区，分布在界面的下半部分，可以设置声源运动的全部参数，包括声源与听者之间的水平距离x_0、声源在介质中运动的速度v、声源运动轨迹与听者的最小垂直距离y_0、声源的角频率ω。②信号波形区，位于界面的上半部分，根据设置的参数，绘制声源发出和接收到的信号波形图。

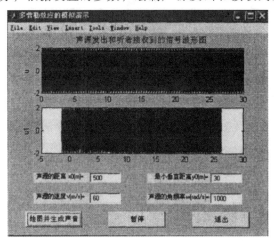

图24-2　多普勒效应模拟程序执行界面

[数据记录与处理]

（1）运行主程序doppler_main.m，在主界面中的文本框设置参数：声源与听者之间的水平距离$x_0=500$、声源在介质中运动的速度$v=60$、声源运动轨迹与听者的最小垂直距离$y_0=30$、声源的角频率$\omega=1000$ rad/s。

（2）打开计算机的声音系统，运行"绘图并生成声音"按钮，位于主界面上半部分的信号波形区分别绘制出声源发出和听者接收到的信号波形图。

（3）信号波形图和声音模拟子程序doppler.m代码中两个sound语句之间交的pause（t）语句不可缺少，暂停时间t要足够长，以便打开声音系统，一般至少5s。

以上实验内容是多普勒效应基本原理的模拟，可以引申到声源与听者相对运动等多种情况进行分析。通过多普勒效应模拟实验分析可知，当声源与听者有相对运动时，如果两者相互接近，听者接收到的频率增大；如果两者远离，听者接收到的频率减小。

[注意事项]

（1）在多普勒效应中，声源的频率是不变的，只是由于声源和听者之间有相对运动，听者感到频率发生了变化。

（2）声源与听者相互接近时，听者接收到的频率增大；声源与听者远离时，听者接收到的频率减小。

[思考讨论]

（1）何谓多普勒效应？

（2）声源和听者之间存在相对运动时，声源频率和接收频率的变化特征如何？

[附录]

实验二十三 多普勒效应的模拟：程序代码（部分）

1.多普勒效应模拟主程序（部分）

多普勒效应模拟软件界面的主程序 doppler_main.m 部分代码：

```
clf reset
H＝axes（'unit'，'normalized'，'position'，[0.06，0，1，1]，'visible'，'off'）；
生成坐标轴图柄H
set（gcf，'currentaxes'，H）；                设置当前图形坐标轴
h_fig＝get（H，'parent'）；                    获得H的特性并生成图h
set（h_fig，'unit'，'normalized'，'position'，[0.1，0.2，0.5，0.5]，...
'NumberTitle'，'off'，'Name'，'多普勒效应的模拟演示'）；
                                            设置图形h的位置及大小
```

2.运行软件界面的"绘图并生成声音"按钮，执行信号波形图、声音模拟子程序信号波形图和声音模拟子程序 doppler.m 代码：

```
function doppler（x0，v，y0，w）
c＝340;w1＝1000;t＝0:0.001:30;        波速、声源角频率附值和设定
                                      时间数组
u1＝sin（w1*t）＋sin（1.1*w1*t）；       声源发出的信号设为两
                                      种频率的合成
```

```
sita—acos ( (x0−v*t) /sqrt ( (x0−v*t) .^2+y0^2) ) ;
w2=c*w1/ (c−v*cos (sita) ) ;
t2=t+sqrt ( (x0−v*t) .^2+y0^2) /c;
u2=sin (w2.*t2) +sin (1.1*w2.*t2) ;        听者接收到的信号
    subplot (3, 1, 1), plot (t1, u1), ylable ('u1'), title ('声源发出和
    听 者 接 收 到 的 信 号 波 形 图 ', 'color', [0.5, 0.1, 0.9]) ;
                                绘制出声源发出和听者接收到的信号波形图
    subplot (3, 1, 2), plot (t2, u2), ylable ('u2') ;
    sound (u1) ;                        模拟声源的声音信号
    pause (5) ;                         暂停5s
    sound (u2) ;                        模拟听者接收到的声音信号
```

实验二十五　CT的三维成像

计算机断层成像（computerized tomography，CT）是多学科交叉的先进技术，广泛应用于医学、工业无损检测、射电天文学、精密仪器的反演等多个重要领域。人体病变的医疗诊断、放射治疗的规划和在线治疗引导等都依赖于对人体三维内部结构组织的准确了解和认识。

CT技术是指利用计算机技术对被测物体断层扫描图像进行重建获得三维断层图像的扫描方式。本实验运用Matlab的图像处理工具实现CT断层图像的三维表面重建和体重建。

[实验目的]

(1)掌握计算机断层成像CT的工作原理。

(2)掌握CT断层图像的三维表面重建的方法。

(3)掌握CT断层图像的三维体重建的方法。

[实验仪器与器材]

计算机，Matlab软件。

[实验原理]

CT成像的基本原理是根据人体中不同组织对X射线的衰减作用不同，用X线束对人体某部一定厚度的层面进行扫描，由探测器接收透过该层面的X线，转变为可见光后，由光电转换变为电信号，再经模拟/数字转换器转为数字信号，输入计算机处理。图像形成的处理如同对选定层面分成若干个体积相同的长方体，称之为体素（voxel）。扫描所得信息经计算而获得每个体素的X线衰减系数或吸收系数，再排列成矩阵，即数字矩阵（digital matrix），数字矩阵可存贮于磁盘中。经数字/模拟转换器把数字矩阵中的每个数字转为由黑到白不等灰度的小方块，即像素（pixel），并按矩阵排列，即构成 CT 图像。所以，CT 图像是重建图像，每个体素的 X 线吸收系数通过不同的数学方法计算出。

CT 三维图像重建算法主要有两大类：①表面重建，是从体数据中抽取一系列相关表面，用多边形拟合近似后，再通过传统的图形学算法显示出来。表面重建方法的处理过程主要包括下面三部分：体数据中待显示物体表面的分割；通过几何单元内插形成物体表面；通过照明、浓淡处理、纹理映射等图形学算法来显示有真实感的图像，并突出特定信息。②体重建，该方法并不产生等值面，而是将体素看成一个半透明物质，并赋予其一定的颜色和阻光度，由光线穿过整个数据场，进行颜色合成。该方法把体数据作为整体直接投射到图像平面上，得到体数据的全局图像。

[实验内容]

CT 断层图像的三维表面重建和体重建如图 25-1 所示。

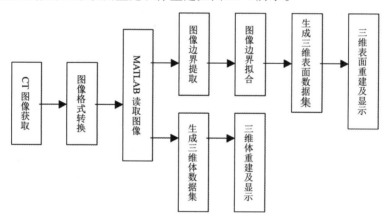

图 25-1　CT 断层图像的三维表面重建和体重建

1.CT 图像的预处理

获取 CT 原始图像，为从 CT 图像中提取有价值的信息，需要对 CT 原始图像进行预处理，突出有效的图像信息，减少甚至消除噪声干扰。

（1）CT 图像格式的转换与读写。原始 CT 图像时 DICOM 格式存储的，Matlab 无法识别，必须进行图像格式转换。实用 Visual C＋＋6.0 转换程序将 DICOM 图像转换为 256 色 BMP 图像。

（2）Matlab 读取图像。使用 Matlab 图像读入函数 imread（）读取 BMP 图像，也可以使用图像写出函数 imwrite（）和图像显示函数 image（）、imshow（）对图像进行写出和显示。

（3）图像增强。突出输入图像的价值信息，抑制或消除无用信息，提高图像质量，利于分析和识别。图像增强技术主要包括直方图均衡化、灰度变换、平滑与锐化滤波等。其中直方图均衡化通过 Matlab 的 histeq（）函数实现；灰度变换调整通过 Matlab 的 imadjust（）函数实现；平滑与锐化滤波通过 Matlab 的 medfilt（）函数实现中值滤波。适当运用上述方法对原始 CT 图像进行处理，将使原始图像变得较清晰，能够真实地反映图像的结构特征，便于三维重建的处理及显示。

2.CT图像三维表面重建

（1）图像边界提取。对于三维表面重建而言，边界轮廓的提取尤为重要。先运用图像技术从二维图像中分割出兴趣区的轮廓曲线，再经图形处理，得到其三维结构，从而再现原物体的空间结构。

图 25-2（a）为经过格式转换的头部断层图像。提取边界时，采用逐行扫描图像的方法，比较相邻点的像素值，找出图像边界上的一个点，作为切片边界的起点。然后从边界起点开始，逐点判断与之相邻的八个点，如果某点为图像的边界点则记录下，并开始下一步判断，直到获得所有的边界点。图 25-2（b）通过上述方法得到的头部边界轮廓曲线。边界轮廓曲线以大量的点坐标形式存储，在保证拟合精度的前提下，要求精简坐标点，以减少存储空间和提高处理速度。以头部边界轮廓曲线的中心点为极坐标系，将图像画入以极角为横坐标，极径为纵坐标的直角坐标系中。

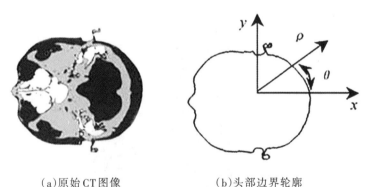

(a)原始CT图像　　　　　　　(b)头部边界轮廓

图25-2　头部边界轮廓提取

（2）图像边界拟合。如图 25-3（a）所示，采用12阶傅里叶级数对该图像进行拟合，得到拟合后的图像如图 25-3（b）所示。头部模型的数学表示方法如下：

$$\rho_{M,i}(\theta) = \frac{a_{i,0}}{2} + \sum_{n=1}^{12}(a_{i,n}\cos n\theta + b_{i,n}\sin \theta) \qquad (25\text{-}1)$$

式中，$a_{i,n} = \dfrac{1}{\pi}\int_{-\pi}^{\pi}f_i(\theta)\cos n\theta \mathrm{d}\theta$，$b_{i,n} = \dfrac{1}{\pi}\sin \theta \mathrm{d}\theta$ 分别为各层边界曲线的傅里

叶级数拟合系数。某一断层头部边界曲线仅用25个数据即可，所占的存储空间小。

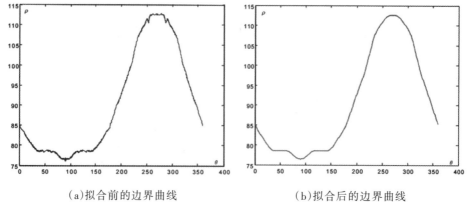

(a)拟合前的边界曲线 (b)拟合后的边界曲线

图25-3 切片边界的展开图

（3）重建数据的采集。运用式（25-1）的傅里叶级数的系数，求出边界上若干个点的直角坐标值。CT图像三维表面重建的Matlab程序代码见附录。

如图25-4所示，头部CT图像三维表面重建。对头部切片进行表面重建时，采用傅里叶级数拟合含有耳朵的CT图像层，由于耳朵的轮廓信息无法用数学表达式很好地表达，对这些断层面进行处理时，需要去除耳朵等表面信息。

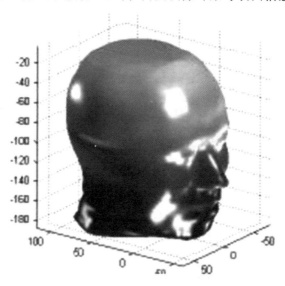

图25-4 头部CT图像三维表面重建

3.CT图像三维体重建

体重建通过计算所有体素对光线的作用得到三维投影图像，三维体重建方法计算量不依赖物体形状的复杂程度，不需要对切片的边界轮廓进行提取，计算过程不依赖视点，处理三维采样信号方便，便于显示物体的内部结构。但三维体重建所需数据量大，运算速度较慢。CT图像三维体重建的Matlab程序代码见附录。

如图25-5所示，头部CT图像三维体重建。在构造体重建碎片的基础上，实现三维体重建。重建速度较表面重建慢，但体重建保存了更多表面信息，耳朵部分不需要任何特殊处理，能够得到很好的三维重建及显示效果。

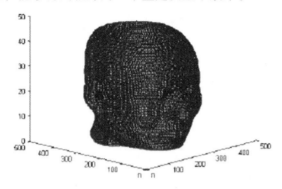

图25-5 头部CT图像三维体重建

[数据记录与处理]

运用Matlab程序进行CT图像边界轮廓提取的基础上得到三维表面重建图像。运用Matlab程序在构造体重建碎片的基础上，实现三维体重建。三维表面重建和三维体重建的特点比较：

（1）三维表面重建对有明确表面的物体成像速度快，能够快速灵活地进行旋转和变换光照效果。而三维体重建引入了透明度，由于要遍历数据空间中的每一个体素，运算速度较慢，而且每次改变视角和光照时，要重新进行投影运算，难以运用到实时重建中。

（2）三维表面重建需要提取等值面，观察实时性好、数据处理量小；模型针对某个或多个组织，适用于快速成型、有限元分析等场合。三维体重建不需提取等值面，观察实时性不良，数据处理量极大，需人工渲染，适用于观察。

（3）三维表面重建算法的运算量小，表面显示清晰，但对边缘检测的要求比较高；三维体重建算法直接基于体数据进行显示，避免了重建过程中所造成的伪像痕迹，但运算量较大。

[注意事项]

（1）三维表面重建图像的重建速度快、效果好；但表面重建的缺点是信息丢失比较大，运算量与物体形状有关，需要去除耳朵等表面信息。

（2）三维体重建图像的重建速度较表面重建慢，但三维体重建保存了更多的表面信息，耳朵部分也不需要任何特殊处理，能够得到很好的三维重建及显示效果。

[思考讨论]

（1）简述计算机断层成像 CT 的工作原理。

（2）图像重建方法主要包括哪些？重建流程如何？

（3）比较三维表面重建图像和三维体重建图像的特点。

[附录]

实验三十　CT 的三维成像：程序代码（部分）

1.CT 图像三维表面重建程序（部分）

（1）重建数据的采集

x0＝[0:pi/180:2*pi];　　　　　　　　　　x 的值在[0，2π]中选取

y0＝y0＋a（i）*cos（（i−1）*x0）＋b（i）*sin（（i−1）*x0）；　　通过傅立叶系数求 y 值，yo 初始值为 a0

consx＝[consx;y0.*cos（x0）];　　　　　将 x，y 值从极坐标系转换到直角坐标系

consy＝[consy;y0.*sin（x0）];

consz＝[consz;ones（1，length（x0））*iLayer*（−4.0）];　为每一切片层赋予　　　　　　　　　　　　　　　z 坐标值，iLayer　为层数

（2）边界轮廓曲线表面绘制

surf（consx，consy，consz）；　　　　　采用 surf（）函数进行三维表面绘制

（3）设置图像的颜色及阴影效果

colormap（gray）；　　　　　　　　　　采用 colormap（）函数为图像定义颜色集

shading flat;　　　　　　　　　　　　　采用 shading 定义显示图像的颜色阴影

（4）设置图像光照效果

light（'Position'，[−80，−262，−200]，'style'，'infinite'）；

　　　　　　　　　　　　　　　　　　采用 light（）函数为图像设置光照效果

＝＝＝＝＝＝＝＝＝＝＝＝＝＝＝＝＝＝＝＝＝＝＝＝

light（'Position'，[−500，−0，−4500]，'style'，'infinite'）；

light（'Position'，[5000，100，−300]，'style'，'infinite'）；

（5）设置图像的显示效果

view（−144，20）；　　　　　　采用 view（）函数定义观察者视角

lighting gouraud;　　　　　　　采用 lighting 定义显示图像的光线阴影

axis equal;　　　　　　　　　　采用 axis 定义显示图像的轴

2.CT 图像三维体重建（部分）

（1）重建数据的采集

对 n 幅头部 CT 图像数据进行三维数据集 D 的构造，数据集 D 为 $x\times y\times n$ 的矩阵。

image1＝imread（'01.bmp'）；　　采用 imread（）函数读入现有的 n 幅图像

image2＝imread（'02.bmp'）；

：

：

imagen＝imread（'n.bmp'）；

$D=$ cat（3，image1，image2，image3，……imagen）；

　　　　　　　　　　　　　　采用 cat（）函数创建三维矩阵 D

（2）重建数据预处理

构造的三维数据集 D，数据量较大，在体重建中运行速度慢，并且可能在计算中

超出内存。根据实际情况，对数据集 D 进行预处理，减少数据量。

[x　y　z　D]＝reducevolume（D，[a　b　c]）；　采用 reducevolume（）函数减少数据量，其中 a，b，c 为 x，y 和 z 轴数据抽取的比例，根据数据情况自行定义。

D＝smooth3（D）；　　　　　　采用 smooth（）函数对数据进行平滑处理

（3）计算数据集在显示平面累计投影

fv＝isosurface（x，y，z，D，isovalue）；

　　　　　　　　　　　　　　采用 isosurface（）函数计算数据集在显示平面累计投影，isovalue 根据实际情况自行定义

（4）构造三维体重建碎片

p＝patch（fv，FaceColor'，'yellow'，'EdgeColor'，'none'）；　采用 patch（）函数对碎片进行构造，对图像的颜色、光线进行定义，其中 fv 是第③步中得到的

（5）设置图像的颜色、阴影及显示效果

colormap（gray）；　　　　　　采用 colormap（）函数为图像定义颜色集

view（3）;   采用view（）函数定义观察者视角
lighting   gouraud;   采用lighting定义显示图像的光线阴影
axis   equal;   采用axis定义显示图像的轴
daspect（[x   y   z]）;   采用daspect（）定义 x、y、z轴的显示比例

参考文献

[1]　但汉久，仇惠.医用物理学实验指导.北京:科学出版社,2010.

[2]　邓玲.医用物理学实验教程.北京:人民卫生出版社,2009.

[3]　冯永振.医学物理学实验.北京:科学出版社，2010.

[4]　盖立平，仇惠，李乐霞.医学物理学实验.3版.北京:科学出版社，2021.

[5]　高斌.医用物理学实验.北京:科学出版社，2019.

[6]　洪洋.医用物理学.3版.北京:高等教育出版社,2014.

[7]　侯俊玲，黄浩，王勤.医药物理学实验.北京:科学出版社，2022.

[8]　刘志成.Experiments of Pre－medical Physics.北京:高等教育出版社，2012

[9]　吕毅，包家立.临床工程学.北京:人民卫生出版社，2019.

[10]　王磊，冀敏.医学物理学.9版.北京:人民卫生出版社，2018.

[11]　杨国平，李敏.大学物理.北京:人民邮电出版社，2015.

[12]　杨晓岚.医学物理学实验指导.3版.厦门:厦门大学出版社，2019.

[13]　章新友，侯俊玲.物理学实验.5版.北京:中国中医药出版社，2022.